Organ der Deutschen Gesellschaft für Hals-Nasen-Ohren-Heilkunde, Kopf- und Hals-Chirurgie

Oto·Rhino·Laryngologia NOVA

Europäische Zeitschrift für Praxis, Klinik und Forschung

Journal européen pour la pratique, la clinique et la recherche

European Journal for the Practitioner, Clinician and Researcher

Founded 1990 by W. Arnold und K.-H. Vosteen

KARGER

Printed in Switzerland on acid-free paper by Reinhardt Druck, Basel

Appears bimonthly: 1 volume per year (6 issues)

Richtlinien für Autoren

Oto-Rhino-Laryngologia NOVA

Manuskripte

Es werden nur Originalarbeiten über klinische Themen oder aus den Grundlagenfächern mit klinischer Relevanz in deutscher, französischer oder englischer Sprache veröffentlicht. Manuskripte sind zu senden an:

S. Karger AG
Redaktionssekretariat
Oto-Rhino-Laryngologia Nova
Postfach
CH–4009 Basel (Schweiz)
Telefon +41 61 306 1358
Fax +41 61 306 1434
E-mail b.brogli@karger.ch

Postanschrift nur für Kurierdienste:
Allschwilerstr. 10
CH–4055 Basel (Schweiz)

Die Manuskripte sind vierfach einzureichen, einseitig maschinengeschrieben, mit doppeltem Zeilenabstand und breitem Rand. Die Originalabbildungen sollten entweder in vierfacher Ausführung oder im Original mit 3 guten Fotokopien beigelegt werden. Das Einverständnis des Klinikleiters oder des Institutsleiters ist beizufügen. Die Manuskripte dürfen in der Regel 4 Druckseiten nicht überschreiten (entspricht 12 Schreibmaschinenseiten, inkl. Tabellen, Abbildungen und Literaturverzeichnis). Die Redaktion behält sich das Recht vor, die eingereichte Arbeit sprachlich zu prüfen und notwendige Verbesserungen vorzunehmen. Das Manuskript oder ein ähnliches Manuskript mit identischem Inhalt darf nicht gleichzeitig zur Publikation einer anderen Zeitschrift angeboten sein. Für Abbildungen, Tabellen etc. aus anderen Publikationen ist vom Autor die Nachdruckerlaubnis beizulegen. Zur Publikation in «Oto-Rhino-Laryngologia Nova» angenommene Arbeiten sind Eigentum der Zeitschrift und dürfen ohne schriftliche Einwilligung von Autor und Verlag weder ganz noch auszugsweise an anderer Stelle publiziert werden.

Manuskriptaufbau

Titelseite: Die erste Seite jeder Arbeit soll folgendes enthalten: Titel (Haupttitel unterstreichen), Namen der Autoren und Angabe des Institutes in dem die wissenschaftliche Arbeit durchgeführt wurde. Ferner werden ein Kurztitel, der als Kolumnentitel verwendet wird, sowie die vollständige Adresse des für Korrespondenz zuständigen Autors benötigt.

Adresse: Am Fuss der Titelseite muss die vollständige Adresse (mit Postleitzahl, Telefon-, Fax-Nummer und E-Mail-Adresse) stehen. Sollen Wünsche um Sonderdrucke von einem Mitautor behandelt werden, muss dessen Adresse angegeben werden.

Schlüsselwörter: Jede Arbeit soll 3–10 Schlüsselwörter in Englisch enthalten.

Zusammenfassung: Jede Arbeit sollte eine strukturierte Zusammenfassung in Deutsch, Französisch und Englisch enthalten, die folgendermassen gegliedert sein soll: Fragestellung/Objectifs/Objectives; Material oder Patienten/Matériel ou Patients/Material or Patients/Methoden/Méthodes/Methods; Ergebnisse und Schlussfolgerungen/Résultats et Conclusions/Results and Conclusions.

Tabellen und Abbildungen: Tabellen und Abbildungen sind mit arabischen Ziffern zu numerieren und sollten dem Manuskript auf Einzelblättern beigelegt sein. Jede Tabelle muss mit einer Überschrift und jede Abbildung mit einer Legende versehen sein. Die Legenden sind auf einem separaten Blatt am Schluss des Manuskriptes beizufügen. Zur Reproduktion von Abbildungen sind Vorlagen von bester Qualität erforderlich, beispielsweise Originalfotografien. Aus technischen Gründen sollten keine Abbildungen mit Hintergrundraster eingereicht werden. Negative oder Photokopien können nicht verwendet werden. In der Regel sollten Einzelbilder zu Blöcken zusammengestellt werden (max. Grösse 180 × 241 mm). Auf der Rückseite der Abbildungen müssen die Abbildungsnummer, der Name des Autors und die Angabe, wo «oben» ist, angebracht sein. Verwenden Sie für diese Angaben einen weichen Bleistift.

Farbige Abbildungen: Bis zu 6 Farbabbildungen können pro Seite zum Preis von CHF 660.–/ DEM 800.– in den Text integriert werden. Diese Kosten gehen zu Lasten des Autors.

Literaturverzeichnis: Im Text werden Referenzen durch arabische Ziffern [in eckigen Klammern] gekennzeichnet. Ist ein Beitrag zur Veröffentlichung eingereicht, aber noch nicht angenommen, wird er als «unveröffentlicht» zitiert und nicht in das Literaturverzeichnis aufgenommen. Die Referenzliste soll nur jene Publikationen enthalten, die im Text erwähnt sind. Nicht alphabetisieren; die Referenzen werden mit 1 beginnend in der Reihenfolge numeriert, in der sie im Text zum ersten Mal erwähnt sind. Bitte zitieren Sie alle Autoren, «et al» genügt nicht. Keine Interpunktion ausser einem Komma zwischen den Autorennamen.

Beispiele:
a) Zeitschriftenbeiträge: Wilke J, Fischer D: Verzögerungszeiten bei der Diagnostik maligner Tumoren im HNO-Bereich, ihre Bedeutung im Rahmen der Massnahmen zur Verbesserung der Frühdiagnose. Z Klin Med 1989;44: 1393–1396.
b) Monographien: Von Helmholtz HLF: Die Lehre von den Tonempfindungen als physiologische Grundlage für die Theorie der Musik. Braunschweig, Vieweg, 1863.
c) Bücher mit Herausgeber(n): Stern F, Lehnherr U: Schall und Innenohr; in Herzog M, Kern C (Hrsg): Die Diagnostik von Schwerhörigkeiten, 1. Aufl. Basel, Karger, 1975, pp 95–118.

Kurzmitteilungen über wichtige neue wissenschaftliche Resultate sollen 1–2 Druckseiten nicht überschreiten. Sie können im Interesse ihrer Aktualität nach Möglichkeit noch in das nächste Heft eingeschoben werden. Angenommen werden: Fallbeispiele, Röntgenbefunde, Klinisch-pathologische Berichte und praktische Hinweise der Rubrik 'How I do it'.

Korrekturabzüge werden an den erstgenannten Autor geschickt, wenn nicht anders angegeben, und müssen schnellstmöglich zurückgesandt werden. Der Autor sollte sich auf die Korrektur von Satzfehlern beschränken. Weitergehende, umfangreiche Korrekturen werden dem Autor belastet.

Sonderdrucke

Bestellformulare mit einer Preisliste werden mit den Korrekturabzügen zugestellt. Bestellungen, die nach dem Druck des Heftes eingehen, werden zu wesentlich höheren Preisen offeriert.

Es wird darauf aufmerksam gemacht, dass Verlag und Schriftleitung nicht für die Folgen irrtümlich falsch angegebener Dosierungs- und Methodenangaben haften.

KARGER

Fax +41 61 306 12 34
E-Mail karger@karger.ch
www.karger.com

Richtlinien für Autoren siehe auch:
www.karger.com/journals/orn/orn_gl.htm

Oto-Rhino-Laryngologia NOVA

Allgemeine Informationen

Erscheinungsweise: «Oto-Rhino-Laryngologia Nova» erscheint 6mal im Jahr. 1999 erscheint Band 9 mit 6 Heften.

Abonnementspreise: Abonnemente gelten für ein ganzes Kalenderjahr, die Preise gelten pro Band.

Private:

Abonnement + Versandkostenzuschlag
CHF 313.– + CHF 23.50 Europa
CHF 313.– + CHF 35.50 Übersee
DEM 401.50 + DEM 31.70
USD 239.50 + USD 23.50
(Besteller, Rechnungsempfänger und Rechnungszahler müssen Privatpersonen sein. Die Bestellung muss den Vermerk «Persönliches Abonnement» tragen.)

Institutionen:

Abonnement + Versandkostenzuschlag
CHF 626.– + CHF 29.40 Europa
CHF 626.– + CHF 44.40 Übersee
DEM 803.– + DEM 39.60
USD 479.00 + USD 29.40
(Bitte erkundigen Sie sich über reduzierte Preise für Mitglieder von HNO-Fachgesellschaften.)

Mikroformen: Bitte wenden Sie sich mit Bestellungen oder Fragen an: University Microfilms Inc.
300 North Zeeb Road, P.O. Box 1346
Ann Arbor, MI 48106-1346 (USA)

Abonnemente: Bestellungen können bei Agenturen, Buchhandlungen, direkt beim
Verlag S. Karger AG, Postfach,
CH–4009 Basel (Schweiz)
oder bei einer der folgenden Vertretungen aufgegeben werden:
Deutschland: S. Karger GmbH, Postfach
D–79095 Freiburg
Frankreich: Librairie Luginbühl
36, bd de Latour-Maubourg, F–75007 Paris
Grossbritannien, Irland: S. Karger Publishers
58 Grove Hill Road
Tunbridge Wells, Kent TN1 1SP
USA: S. Karger Publishers, Inc.
26 West Avon Road, P.O. Box 529
Farmington, CT 06085
Indien, Bangladesh, Sri Lanka:
S. Karger India Subscription Agency
B–5/132 Safdarjung Enclave
New Delhi-110029
Japan: Katakura Libri, Inc.
2F, Marushima Bldg, 4-6-17, Yushima,
Bunkyo-ku, Tokyo 113-0034

Adressänderung: Die alte und die neue Anschrift sind an die Stelle zu senden, bei der die Bestellung erfolgte.

Einzelhefte: Informationen über Lieferbarkeit und Preise sind beim Verlag erhältlich.

Bibliographische Hinweise: Inhaltsverzeichnisse dieser Zeitschrift erscheinen regelmässig in verschiedenen bibliographischen Diensten.

Inserate: Insertionsaufträge und Preisanfragen aus Deutschland und Österreich sind zu richten an:
S. Karger GmbH
Freiburg, Tel. 0761/45 20 70;
aus der Schweiz und den übrigen Ländern an:
S. Karger AG, Basel
Inseratenservice, Tel. 061/306 11 11

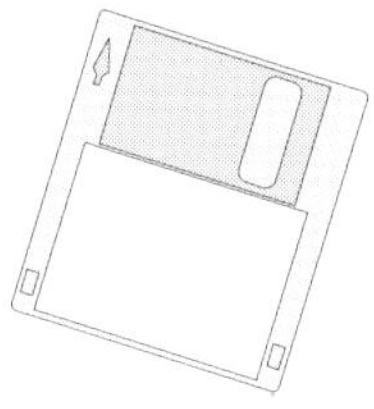

Richtlinien für die Einreichung von Manuskripten auf Diskette

(Weitere Informationen finden Sie unter **www.karger.com/journals/disksub.htm**)

Beachten Sie bitte die «Richtlinien für Autoren» und die folgenden Hinweise:

Technische Daten

Speicherträger ist eine 3,5-Zoll-Diskette 1,44 MB HD im ASCII-Format. **Das bevorzugte Textverarbeitungssystem ist Word for Windows®.**

Bearbeitung

Alle für Karger-Publikationen angenommenen Manuskripte werden im Verlag für den Satz redigiert. Es ist deshalb unbedingt erforderlich, dass Sie uns einen Ausdruck Ihres Manuskripts mit **doppeltem Zeilenabstand** schicken, der genau dem Text auf der Diskette entspricht. Alle folgenden revidierten Fassungen sollten deutlich als solche gekennzeichnet werden, sowohl auf der Diskette als auch auf dem Manuskript. Das von uns bearbeitete Manuskript und die Diskette werden Ihnen zusammen mit den Fahnenabzügen zurückgeschickt. **Vergessen Sie bitte nicht, die Fahnen mit dem Manuskript zu vergleichen,** in dem Änderungen und/oder Fragen des Manuskriptbearbeiters vermerkt sind. Bitte **beschriften** Sie Ihre Diskette mit a) dem Titel der Zeitschrift (oder des Buches), für die sie bestimmt ist, b) einem Kurztitel der Arbeit, c) Ihrem Namen, d) der benutzten Software und Hardware und e) den Namen der darauf gespeicherten Dokumente.
Erfassen Sie pro Diskette nicht mehr als einen Artikel.

Textaufbau

Befolgen Sie die allgemeinen Stilregeln der «Richtlinien für Autoren» oder der «Regeln zur Abfassung eines Manuskripts».
Vergewissern Sie sich, dass im ganzen Text derselbe Schrifttyp für Überschriften der gleichen Titelstufe verwendet wird. Behalten Sie dasselbe Arbeitsmuster konsequent im ganzen Manuskript bei.
Benutzen Sie keine automatische Paginierung. Numerieren Sie die Seiten von Hand.
Text und Titel sollten linksbündig angeordnet werden. **Vermeiden Sie Zentrierung, Sperrsatz oder Grossbuchstaben** (ausser bei Abkürzungen) in Text und Überschriften.
Trennen Sie keine Wörter (weder manuell noch automatisch). **Benutzen Sie nirgends im Manuskript Einzüge,** weder im Haupttext noch im Literaturverzeichnis. Absätze werden durch jeweils eine Blindzeile getrennt. Machen Sie von den Möglichkeiten Ihres Programms Gebrauch, um Textstellen hervorzuheben, z.B. **halbfett**, *kursiv*, $_{\text{tief}}$- und ^{hochstellen}
Fügen Sie einen (und nur einen) Zwischenraum nach jedem Satzzeichen ein – z.B. am Satzende oder bei Referenznummern, wie [22, 27, 35].
Wenn Sie **besondere Schriftzeichen** benötigen, die auf einer Standardtastatur nicht vorhanden sind (einschliesslich griechischer Buchstaben), benutzen Sie leicht erkennbare, im gesamten Manuskript gleiche Kodezeichen. Stellen Sie eine **vollständige Liste dieser Kodes** an den Anfang des Textes oder fügen Sie eine «Read-me-file» hinzu.
Benutzen Sie in den Tabellen nicht die Leertaste, sondern den Tabulator. Rechendaten in Tabellen (z.B. 15,1 + 7,23) sollten auf einer Zeile angeordnet werden, nicht auf zwei.
Abbildungen und mathematische Formeln werden nach konventioneller Art bearbeitet.

KARGER

Fax +41 61 306 12 34
E-Mail karger@karger.ch
www.karger.com

The Journal Home Page is available at:
www.karger.com/journals/orn

A focused look at the epidemiology of antibiotic resistance

Bacterial Infections

Editor: Axel Dalhoff

Contents

The emergence and spread of antibiotic resistance is one of the major health problems today that confronts all of us: the patient, the physician and the economy. Patients may acquire resistant bacteria either by the action of antibacterials on their own bacterial flora or by acquisition from other patients, hospital staff or the environment. The most highly resistant bacteria, such as methicillin-resistant *Staphylococcus aureus* or vancomycin-resistant enterococcus, have been isolated from intensive-care patients; however, significant pockets of antibiotic resistance also exist in the community, e.g. penicillin-resistant *Streptococcus pneumoniae*. Physicians treating community or hospital acquired infections have to select the appropriate antibiotic to optimize treatment and to minimize the likelihood of resistance. Unfavorable socio-economic conditions often lead to bad patient compliance and, therefore, contribute to the emergence of resistance. Bacterial resistance also poses a serious economic threat through increased health care costs and loss of productive work force.

This publication addresses select topics of antibiotic resistance in *Streptococcus pneumoniae, Staphylococcus aureus, Mycobacterium tuberculosis* and enterococci. Special consideration is given to the epidemiology of resistance. The papers by experts in the field provide microbiologists and infectious disease specialists with useful information for selecting the appropriate antibacterial.

Chemotherapy
Editor: Schönfeld, H. (Grenzach-Wyhlen)
ISSN 0009–3157
Special issue: Vol. 45, No. 2 (1999)
Included in subscription

Bacterial Infections
Editor: Dalhoff, A. (Kiel)
68 p., 14 fig., 9 tab., soft cover, 1999
CHF 29.– / DEM 35.– / USD 25.25
Prices subject to change
DEM price for Germany, USD price for USA only
ISBN 3–8055–6841–X

Fields of Interest: Pharmacology; Microbiology; Infectious Diseases, Laboratory, Epidemiology

KI 99224

KARGER

Oto-Rhino-Laryngologia
NOVA

Festschrift
zum 75. Geburtstag von
Prof. Dr. med. Karl-Heinz Vosteen

Herausgeber
Wolfgang Arnold, München

34 Abbildungen, 5 in Farbe und 21 Tabellen, 1999

KARGER
Basel · Freiburg · Paris · London · New York ·
New Delhi · Bangkok · Singapore · Tokyo · Sydney

S. Karger
Verlag für Medizin und Naturwissenschaften
Basel · Freiburg · Paris · London
New York · New Delhi · Bangkok · Singapore
Tokyo · Sydney

Dosierungsangaben von Medikamenten
Autoren und Verlag haben alle Anstrengungen unternommen, um sicherzustellen, dass Auswahl und Dosierungsangaben von Medikamenten im vorliegenden Text mit den aktuellen Vorschriften und der Praxis übereinstimmen. Trotzdem muss der Leser im Hinblick auf den Stand der Forschung, Änderungen staatlicher Gesetzgebungen und den ununterbrochenen Fluss neuer Forschungsergebnisse bezüglich Medikamentenwirkung und -nebenwirkungen darauf aufmerksam gemacht werden, dass unbedingt bei jedem Medikament der Packungsprospekt konsultiert werden muss, um mögliche Änderungen im Hinblick auf Indikation und Dosis nicht zu übersehen. Gleiches gilt für spezielle Warnungen und Vorsichtsmassnahmen. Ganz besonders gilt dieser Hinweis für empfohlene neue und/oder nur selten gebrauchte Wirkstoffe.

Gedruckt von Reinhardt Druck, Basel (Schweiz),
auf chlorfrei gebleichtem Papier
ISBN 3-8055-7047-3

KARGER

Fax + 41 61 306 12 34
E-Mail karger@karger.ch
www.karger.com

Oto-Rhino-Laryngologia NOVA

Otorhinolaryngol Nova 1999;9:79–80

Vorwort zur Festausgabe

Am 29. Januar 2000 wird Herr Prof. Dr. med. Karl-Heinz Vosteen 75 Jahre alt. Der geborene und in seiner Haltung und Lebensphilosophie überzeugte Hamburger war nach dem Medizinstudium zunächst Assistent bei dem Hamburger Pathologen Siegfried Graeff und hatte eigentlich die Absicht, Pathologe zu werden. Wegen einer Formalinallergie wechselte er aber in die HNO-Klinik Hamburg-Eppendorf. Bereits 1958 habilitierte er sich dort, 1962 wurde er Chefarzt am Krankenhaus St. Georg in Hamburg, 1966 folgte er einem Ruf auf den Lehrstuhl unseres Fachgebietes an die Universität Frankfurt/M. Bis dahin hatte Vosteen sich durch seine grundlegenden Untersuchungen zur Histochemie und Biochemie des Innenohres bereits internationalen Ruhm erworben. In wenigen Jahren baute er in Frankfurt eine hochaktives wissenschaftliches Mitarbeiterteam auf, welches schwerpunktmässig die Tumorforschung und die Innenohrforschung auf hohem Niveau vorantrieb. Vosteen verstand es vorbildhaft, seine Schüler zu motivieren und zu Höchstleistungen herauszufordern. Nächtliche Gespräche in der Klinik oder zu Hause in Königstein, bei denen Vorträge und Manuskripte detailliert ausgearbeitet wurden, gehörten – oft zum Leidwesen der betroffenen Ehefrauen und Familien – zur Tagesordnung. Es gab keinen methodischen oder experimentellen Schritt, den Vosteen nicht selbst beherrschte und bei dem er seine Mitarbeiter nicht persönlich anleiten und beraten konnte. Darüberhinaus gab er seinen Schülern eine hervorragende klinische und chirurgische Ausbildung, die es den meisten von ihnen erlaubte, später eine universitäre Führungsposition einzunehmen. Uwe Ganzer, Christoph von Ilberg, Hans-Rudolf Nitze, Heinrich Schaupp, Dietrich Röser, Gerd Rosemann, sowie der Unterzeichner, wurden von Vosteen während seiner Frankfurter Zeit habilitiert. Seine wissenschaftliche Reputation, die ihn auf den Lehrstuhl in Osaka führte, verdankt Toshio Yamashita massgeblich seinem zweijährigen Forschungsaufenthalt von 1973 bis 1975 in Frankfurt.

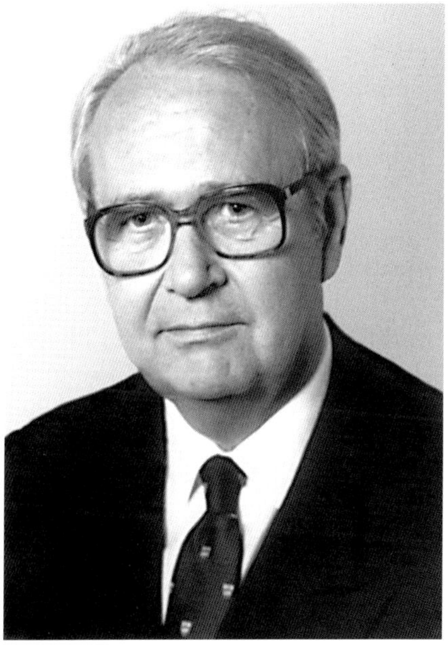

Viel Kraft kostete es Vosteen, die im Rahmen der hessischen Hochschulreform der 70er Jahre angestrebte Aufsplitterung der Klinik in Mini-Abteilungen zu verhindern. Nachdem ihm dies gelungen war, folgte er 1977 einem Ruf auf den Lehrstuhl für HNO-Heilkunde der Universität Düsseldorf als Nachfolger des von ihm stets tief verehrten Alf Meyer zum Gottesberge. Konsequent führte er dort seinen klinischen und wissenschaftlichen Führungsstil weiter und habilitierte zwischen 1977 und 1990 folgende Schüler: Claus Hommerich, Reinhardt Kau, Antoinette Lamprecht, Jürgen Lamprecht, Josef Lindenberger, Claus Morgenstern, Angela Orsulakowa-Meyer zum Gottesberge sowie Ioba Wang.

Vorrangige akademische Pflicht war für Vosteen neben der Lehre stets die Grundlagenforschung. Da der Trend in den 70iger Jahren jedoch eher dahin ging, über umfangreiche Tumorresektions- und plastische Rekonstruktionstechniken zu publizieren, wurden seine Schüler

KARGER

Fax + 41 61 306 12 34
E-Mail karger@karger.ch
www.karger.com

Accessible online at:
www.karger.com/journals/orn

wegen der Veröffentlichung fast ausschliesslich experimenteller Arbeiten seinerzeit oft belächelt. Es war deshalb nicht immer einfach, Mitglied der «Frankfurter Schule» zu sein. Doch letztenendlich hat sich Vosteens Philosophie als die einzig richtige erwiesen, wenn man bedenkt, wieviele seiner Schüler auf nationale und internationale Lehrstühle berufen oder zu Leitern grosser Abteilungen gewählt wurden:

Uwe Ganzer wurde von Düsseldorf auf den Lehrstuhl für HNO-Heilkunde nach Mannheim berufen und später als Nachfolger Vosteens nach Düsseldorf. Christoph von Ilberg führte zunächst von 1977 bis 1984 kommissarisch den Lehrstuhl für HNO-Heilkunde der Universität Frankfurt und wurde 1984 dort Ordinarius. Hans-Rudolf Nitze wurde bereits 1973 zum Chefarzt der HNO-Abteilung des Städtischen Krankenhauses Berlin-Neukölln gewählt. Dietrich Röser übernahm die Leitung der Abteilung für Audiologie und medizinische Akustik an der Frankfurter HNO-Universitätsklinik. Toshio Yamashita ist seit 1990 Ordinarius für HNO-Heilkunde an der Kansai-Universität in Osaka/Japan. Reinhardt Kau war zunächst von 1992 bis 1999 leitender Oberarzt an der HNO-Klinik der Technischen Universität München und ist seit September 1999 ärtlicher Direktor der HNO-Klinik der Städtischen Krankenanstalten Krefeld; Antoinette Lamprecht ist heute Ordinaria für Phoniatrie und Pädaudiologie an der Universität Münster; Jürgen Lamprecht ist Chefarzt der HNO-Klinik der Krupp'schen Krankenanstalten in Essen; Claus Morgenstern ist Chefarzt und ärztlicher Direktor im Krankenhaus St. Georg in Hamburg; Iboa Wang wurde Ordinaria unseres Fachgebietes an der Universität Wuhan/China; der Unterzeichner selbst war zunächst von 1981 bis 1992 Chefarzt der HNO-Klinik am Kantonsspital Luzern (Schweiz) und ist seit 1992 Ordinarius für HNO-Heilkunde an der Technischen Universität München.

Vosteen ist und bleibt für seine Schüler als virtuoser Tumorchirurg, glänzender Diagnostiker mit untrüglicher Intuition, sowie als motivierender Forscher uneingeschränktes Vorbild. Seine von ungewöhnlich hoher formaler Intelligenz geprägte Denkweise spiegelt sich in der erfolgreichen Tätigkeit seiner Schüler wider.

Zahlreiche Ehrenmitgliedschaften in- und ausländischer Fachgesellschaften, höchste international Preise und Auszeichnungen (z.B. Orden der Aufgehenden Sonne des japanischen Staates, Ehrenvorsitzender der AWMF usw.) sind äusserer Ausdruck seiner klinischen und wissenschaftlichen Lebensleistung.

Als verantwortlicher Herausgeber des *Archiv für klinische und experimentelle Ohren-Nasen- und Kehlkopfheilkunde* (heute *European Archives of Otorhinolaryngology*) war er bemüht, die deutsche Wissenschaftssprache international zu erhalten, auch ein entscheidendes Motiv dafür, dass er zusammen mit dem Unterzeichner 1989, nach dem Fall des eisernen Vorhanges, die deutschsprachige Zeitschrift *Oto-Rhino-Laryngologia Nova* gründete.

Alle Schüler Vosteens sind heute in Dankbarkeit und Hochachtung ihrem früheren akademischen und klinischen Lehrer verbunden und freuen sich, die vorliegende Festschrift zu übergeben.

Dezember 1999 *Wolfgang Arnold*, München

Geburtstagsglückwünsche der jetzigen Herausgeber

Ab 1997 wurde die Herausgabe der von K.-H. Vosteen und W. Arnold gegründeten Zeitschrift ORL NOVA von R. Häusler aus Bern und P. Montandon aus Genf übernommen. Dadurch hat die ursprünglich rein deutschsprachige Zeitschrift eine mehrsprachige europäische Ausrichtung erhalten. Die neuen Herausgeber sind jedoch bemüht, die hohen klinischen und wissenschaftlichen Werte der Zeitschrift, welche von den Gründern vorgegeben wurden, getreu weiterzuführen.

Es freut uns sehr, dass von den zahlreichen renommierten Schülern von Professor Vosteen zu Ehren seines 75. Geburtstages eine Festschrift verfasst worden ist, die in der vorliegenden Ausgabe von ORL NOVA publiziert wird.

Mit den besten Glückwünschen für Herrn Prof. K.-H. Vosteen unterschreiben im Namen der gesamten Herausgeberschaft.

Pierre Montandon, Rudolf Häusler

Oto-Rhino-Laryngologia NOVA

Otorhinolaryngol Nova 1999;9:81–86

Der Einfluss der Stapesfussplattenfläche auf den Druck in der Perilymphe und die Auslenkung der Basilarmembran

W. Arnold F. Böhnke E. Scherer

Hals-Nasen-Ohrenklinik und Poliklinik der Technischen Universität, Klinikum rechts der Isar, München, Deutschland

Zusammenfassung

Bei Steigbügeloperationen hängt die Qualität der Resultate einerseits von Geschick und Erfahrung des Operateurs, andererseits aber auch von der Art der verwendeten Prothese ab. Eine statistische Auswertung der qualitativen Ergebnisse von Stapedektomien und Stapedotomien ergab, dass der postoperative Knochenleitungsgewinn bei der Stapedektomie im Frequenzbereich von 1–2 kHz um etwa 8 dB höher ist. ***Methode:*** Um eine optimale Prothese zu entwikkeln, wird eine numerische Simulation der Mechanik der Koppelstelle zwischen der Stapesfussplatte und der Perilymphe der Cochlea in drei Dimensionen vorgenommen, die zu einer speziellen Geometrie der Grenzfläche zwischen der Prothese und der angekoppelten Perilymphe führt. ***Resultate:*** Die Resultate zeigen, dass eine Vergrösserung der Stapesfussplattenfläche eine Erhöhung des Drucks in der Perilymphe bewirkt. Da dies auch eine Zunahme der maximalen Auslenkung der Basilarmembran zur Folge hat, wäre eine weitere Verbesserung der Knochenleitung nach Stapedektomie bei Otosklerose mit bereits vorliegender Innenohrdepression mit einer entsprechend verbesserten Prothesenform zu erwarten.

Key Words

Basilar membrane · Perilymph · Stapes footplate prosthesis

Influence of the Area of Stapes Footplate Prostheses on Perilymphatic Pressure and Basilar Membrane Displacement

Objective and Method: The quality of the result after stapedotomy depends on the one hand on the skilfulness and experience of the surgeon and on the other on the kind of the applied prosthesis. Our comparative study between stapedectomy and stapedotomy shows the bone conduction gain of 8 dB in the frequency band 1–2 kHz in case of stapedectomy. In order to develop an optimal prosthesis a numerical study of the threedimensional mechanics of the transition between the stapes footplate and the perilymph is applied whose results lead to a special geometry of the boundary surface. ***Results:*** It can be shown that the enlargement of the boundary surface brings an increase of the maximal perilymphatic pressure. Because this result is accompanied by an increase of the maximal basilar membrane displacement we expect the improvement of the hearing threshold of those patients who are provided with the corresponding prostheses.

L'influence de la surface de la platine sur la pression dans la périlymphe et sur le déplacement de la membrane basilaire

Objectifs: La qualité des résultats des opérations concernant l'étrier dépend d'un côté de l'habileté et de l'expérience du chirurgien, mais aussi du type de prothèse utilisée. En plus, l'étude comparative entre la platinectomie et la platinotomie montre que le gain de la conduction osseuse monte d'environ 8 dB en faveur de la platinectomie dans les fréquences de 1 à 2 kHz. ***Méthode:*** Pour créer la meilleure prothèse, on effectue une simulation numérique de la mécanique du point d'accouplement entre la platine et la périlymphe de la cochlée en trois dimensions. Cette simulation mène à une géométrie particulière de la face de contact entre la prothèse et la périlymphe attachée. ***Résultats:*** Les résultats montrent que l'agrandissement de la surface de la platine effectue une augmentation de la pression dans la périlymphe. Etant donné que cela cause aussi une augmentation du déplacement maximal de la membrane basilaire, on peut attendre un gain de l'audition après une platinectomie par des prothèses respectivement améliorées.

KARGER

Fax + 41 61 306 12 34
E-Mail karger@karger.ch
www.karger.com

1014–8221/99/0094–0081$17.50/0

Accessible online at:
www.karger.com/journals/orn

Prof. Dr. W. Arnold
Hals-Nasen-Ohrenklinik und Poliklinik der Technischen Universität
Klinikum rechts der Isar
D–81675 München (Deutschland)

Einleitung

Unter klinischer Otosklerose versteht man eine überwiegend schalleitungsbedingte Schwerhörigkeit, ausgelöst durch partielle oder totale Fixation der Steigbügelfussplatte im Rahmen des ovalen Fensters. Seit der Erstbeschreibung von John Shea (1958) ist der Ersatz des fixierten Steigbügels durch eine Prothese das therapeutische Mittel der Wahl [1]. Hierbei zeigen sich sehr unterschiedliche Resultate, die einerseits wesentlich von der Erfahrung des Operateurs, andererseits aber auch von den geometrischen und mechanischen Eigenschaften der eingesetzten Prothese beeinflusst werden. Audiometrische Untersuchungen nach totaler Stapedektomie unter Verwendung einer Drahtbindegewebsprothese, beispielsweise nach Schuknecht oder House zeigten bessere postoperative Ergebnisse im Vergleich mit 0,4-mm-Durchmesser-Teflon-Platin-Prothesen (Fisch-Piston) oder Prothesen mit einem Durchmesser von 0,6 mm [2]. Auch liess sich nachweisen, dass eine Vergrösserung des Durchmessers der kreisförmigen Prothesenendfläche, z.B. von 0,4 mm auf 0,6 mm, bessere Ergebnisse im Tonschwellenaudiogramm erbrachte [3]. Eigene Untersuchungen bestätigen diese Ergebnisse (Abb. 1). Der Vergleich von 57 Stapedektomien mit 47 Stapedotomien ergibt bei der Frequenz f = 1000 Hz einen Knochenleitungsgewinn von etwa 8 dB zugunsten der Stapedektomie. Abgesehen von der Frequenz f = 4 kHz, bei der sich eine Reduktion des Knochenleitungsgewinns von etwa 1 dB zeigt, findet man auch bei allen anderen Frequenzen nach der Stapedektomie und Einsetzen einer Draht-Bindegewebsprothese signifikant bessere Knochenleitungsschwellen als präoperativ. Dieses Ergebnis legt den Schluss nahe, dass eine Vergrösserung der Kontaktfläche der verwendeten Prothese zur Perilymphe nicht nur eine bessere Schallübertragung zum Innenohr zulässt, sondern auch einen günstigen Einfluss auf die Schallempfindungsschwelle hat.

Um zunächst diese empirisch gewonnenen Ergebnisse zu erklären und darüber hinaus die optimale Prothesenform zu bestimmen, wird ausgehend von einem elastohydromechanischen Modell eine numerische Simulation der Hydromechanik der Perilymphe, sowie der angekoppelten Strukturen, insbesondere der Stapesfussplatte und ihrer Lagerung, vorgenommen. Dabei wurde besonders untersucht, in welcher Weise die Grösse der Kontaktfläche zwischen Prothese-Perilymphe den Hörgewinn beeinflusst.

Methode

Da es kaum möglich ist, den Perilymphdruck in der unverletzten Cochlea direkt zu messen, wird zur Simulation des mechanischen Verhaltens ein Finite-Elemente (FE)-Modell des Organs entwickelt. Bei realistischer Wahl der Geometrie- und Materialparameter gelingt es damit sowohl den Druck in der Perilymphe, wie auch die zugehörige Auslenkung der Basilarmembran bei unterschiedlichen Randbedingungen zu berechnen. Um zuverlässige Ergebnisse zu gewährleisten, werden die Parameter des FE-Modells möglichst an die Messbedingungen von Experimenten mit cochleo-vestibulären Sinnesorganen menschlicher Kadaver angepasst [4]. Die Variation der Stapesfussplattenfläche im FE Modell gestattet dann die Berechnung der physikalischen Grössen wie beispielsweise Druck und Auslenkung, deren direkte Messung nur mit hohem experimentellem Aufwand möglich ist.

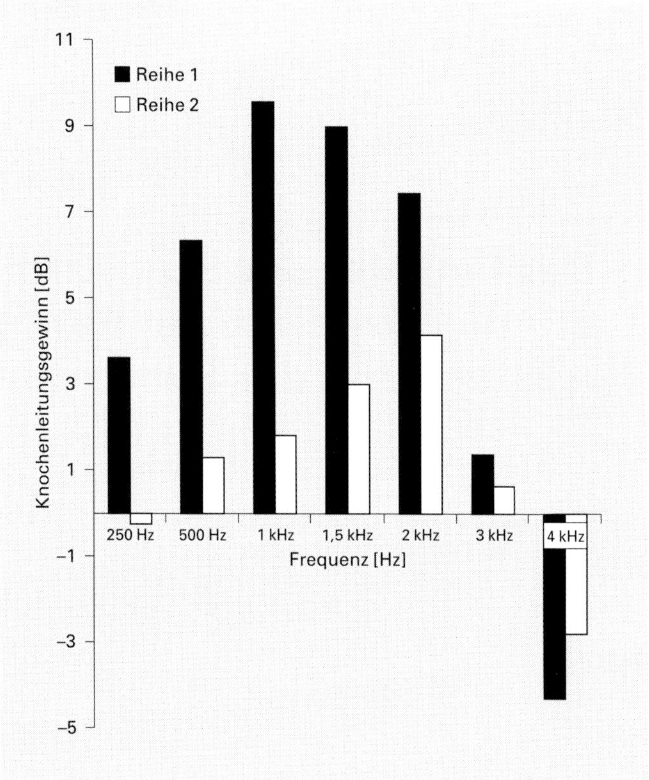

Abb. 1. Knochenleitungsgewinn post-operativ bei Stapedektomie (Reihe 1, n = 51) versus Stapedotomie (Reihe 2, n = 47).

Entwicklung des Finite-Elemente-Modells

Das vereinfachte Modell erfasst mit der zweieinhalbfach gewundenen Cochlea und einem Teil des Vestibulums nur einen Abschnitt des gesamten cochleo-vestibulären Organs. Die Abbildung 2 zeigt das vollständige Geometriemodell der Cochlea. Vorne links im Bild kennzeichnet die äussere Linie das ovale Fenster. Die hierzu parallel verlaufende innere Linie begrenzt die Stapesfussplatte. Abbildung 3 stellt einen Stapes mit der Stapesfussplatte des Menschen dar. Die Skalierung unten im Bild entspricht Millimetern. Der ovale Ring umfasst den Bereich des Ligamentum anulare stapedis (Ringband zwischen Stapesfussplatte und ovalem Fenster). Die Breite des Ringbands kann für die Berechnung unterschiedlich gewählt werden, also z.B. w_{LA} = 100 µm oder w'_{LA} = 300 µm. In diesen beiden Fällen betragen die Stapesfussplattenflächen 3,6 bzw. 2,16 mm². Es hat überrascht, dass die tatsächliche Breite des Ringbands beim Menschen in der Literatur nicht aufzufinden war.

Die mechanischen Parameter, das sind z.B. die geometrischen Abmessungen und die Elastizitätsmoduli der abgewickelt trapezförmigen Basilarmembran, werden wie bereits zuvor beschrieben gewählt [5, 6]. Als Dämpfungsparameter wird lediglich die Material-

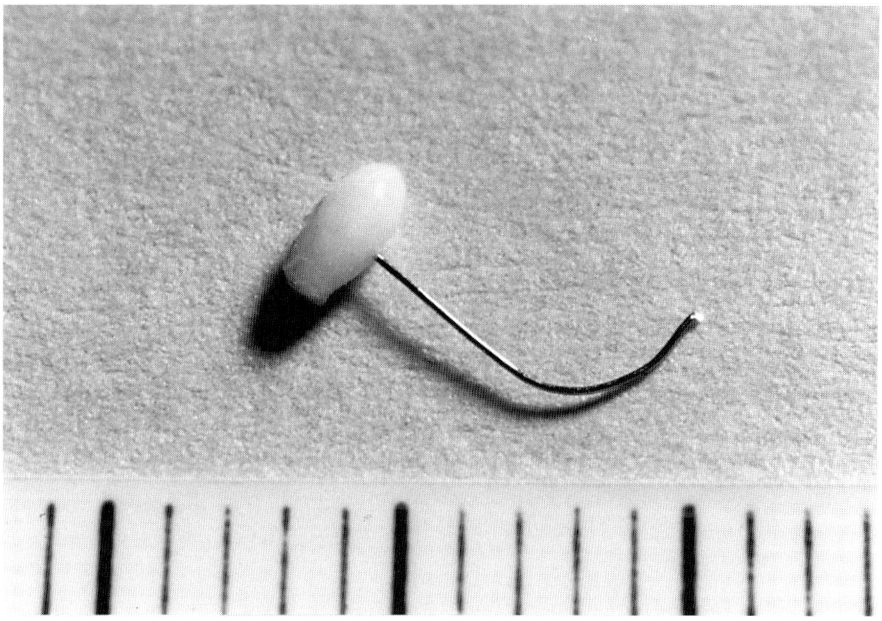

Abb. 7. Prototyp einer Teflon-Stapefussplatten-Prothese mit erhöhter Grundfläche.

Stapespistons mit den Durchmessern 0,4 und 0,6 mm, beträgt der Druck in der Cochlea nur 79 dB (SPL). Die Erhöhung der Endfläche auf 3,6 mm^2 führt zur Druckerhöhung in der Cochlea auf 98 dB (SPL) und damit zu einem Gewinn von 19 dB. Die Auslenkung der Stapesfussplatte (Abb. 5) verhält sich umgekehrt. Bei der kleinen Endfläche (0,2 mm^2) beträgt die maximale Auslenkung fast 0,7 nm. Die Erhöhung der Fläche auf 3,6 mm^2 reduziert die Auslenkung auf nur 0,18 nm.

Die maximale Auslenkung der Basilarmembran als Funktion der Fussplattenfläche zeigt die kontinuierliche Zunahme bis auf etwa 2,7 nm (Abb. 6). Die Berechnungen wurden allerdings im Unterschied zu den vorherigen Darstellungen bei der Frequenz f = 2000 Hz durchgeführt. Wiederum zeigt sich, dass sich die maximale Auslenkung der Basilarmembran in Abhängigkeit von der Stapesfussplattenfläche (0,185 bis 3,6 mm^2) etwa um den Faktor 10 von 0,27 nm auf 2,7 nm und damit um 20 dB erhöht.

In Ergänzung zu den hier dargestellten Ergebnissen ergeben die Auswertungen die charakteristische Abhängigkeit des Ortes maximaler Auslenkung der Basilarmembran in Abhängigkeit von der Frequenz. Mit den angenommenen Parametern liegt das Auslenkungsmaximum bei 2 kHz in etwa in der Mitte bei $L \approx 17$ mm der Basilarmembran. Weitere Auswertungen zu den Basilarmembranauslenkungen sind der Arbeit [6] zu entnehmen.

Diskussion

Da sich der höchste Gewinn im Sprachfrequenzbereich befindet, kann eine Umsetzung der numerischen Resultate in verbesserte Prothesen zum Nutzen der Patienten mit Otosklerose sein. Es sei allerdings darauf hingewiesen, dass der beschriebene Gewinn nur unter Voraussetzung der konstant gehaltenen Schalldruckamplitude (1 Pa) an der Stapesfussplatte erzielt wird. Im gesamten System, bei dem die Stapesfussplatte vom angekoppelten Ambossschenkel der Gehörknöchelchenkette des Mittelohres angetrieben wird, muss für den theoretisch erreichbaren Gewinn von 19 dB diese Bedingung auch eingehalten werden. Wie hoch der erzielte Gewinn dann tatsächlich ist, kann nur durch den Einbau der entsprechend veränderten Stapesfussplattenprothesen und die anschliessenden audiometrischen Untersuchungen ermittelt werden.

Die geringe Auslenkung der Stapesfussplattenfläche von nur 0,2 nm bei 94 dB (SPL) entspricht aktuellen aktuellen experimentellen Ergebnissen [9]. Wird bei f = 1 kHz ein Schalldruckgewinn von 20 dB durch eine intakte Mittelohrkette veranschlagt, so führt ein Schalldruckpegel von 74 dB (SPL) im Gehörgang zu einer Auslenkung der Stapesfussplatte von nur zwei Atomdurchmessern (0,2 nm). Eine lineare Extrapolation auf die Hörschwelle bei 0 dB (SPL) führt zu unvorstellbar geringen Auslenkungen der Stapesfussplatte. Durch aktive Prozesse in der Cochlea werden jedoch wieder höhere Auslenkungen an den mechanoelektrischen Wandlern (Sinneszellen) erreicht, so dass das gesunde Organ das Hören bei 0 dB (SPL) ermöglicht.

Über die dargestellten Ergebnisse hinaus gestatten die Auswertungen auch die Berechnung der bisher experimentell nur schwer bestimmbaren frequenzabhängigen mechanischen Eingangsimpedanz der Cochlea des Menschen [9], auf deren Darstellung hier jedoch verzichtet wird.

Schlussfolgerung

Konsequenzen für die Stapedektomie

Die Studie zeigt, dass sich bei der Erhöhung der Fläche von Stapesfussplattenprothesen von 0,2 auf 3,6 mm^2 eine Druckerhöhung um 19 dB ergeben kann. Hieraus leitet sich eine neue Prothese ab, die in Abbildung 7 dargestellt ist. Der helle Prothesenkörper, der die Stapesfussplatte ersetzt, hat die Form eines Ellipsoids und ist in diesem Fall aus Teflon gefertigt. Das Ende zur Befestigung am Ambossschenkel ist üblicher V2A-Stapesdraht. Die hier neu beschriebene Ausführung der Stapesfussplattenprothese ist zum Patent angemeldet [10]. Selbstverständlich darf die Masse der Prothese nicht zu hoch werden, da das geringe Gewicht der Gehörknöchelchen unabdingbare Voraussetzung für das Hören bei hohen Frequenzen ist [11]. Wegen der höheren Auslenkungen der Basilarmembran sollten die Patienten, die mit den neuen Prothesen ausgestattet sind, verbesserte Knochenleitungsschwellen aufweisen. Folglich sollte dieser neue Prothesentyp vorwiegend bei solchen Otosklerosepatienten Anwendung finden, die bereits präoperativ eine deutliche Innenohrdepression haben.

Dank

Wir bedanken uns bei Herrn Prof. Dr. J. Heinzl und seinen Mitarbeitern (Lehrstuhl für Feingerätebau und Mikrotechnik der TU-München) für die Fertigung der Prothesen-Prototypen. Weiterhin gilt unser Dank den Mitarbeitern der CADFEM GmbH in Grafing bei München für die freundliche Unterstützung bei der Verwendung des Finite Elemente Programms ANSYS 5.4.

Literatur

1 Shea JJ Jr: Fenestration of the oval window. Ann Otol Rhinol Laryngol 1958;67:932–951.
2 Kòs MI, Guyot J-Ph: Résultats à long terme du traitement chirurgical de l'ankylose de l'étrier par otosclérose. Med et Hyg 1998;56:1957–1960.
3 Böheim K, Nahler A, Schlögel H, Filzmoser P: Ergebnisse mit Goldpistons bei der Stapedektomie mit kleiner Fensterung. Otorhinolaryngol Nova 1997;7:235–240.
4 Puria S, Peake WT, Rosowski JJ: Sound-pressure measurements in the cochlear vestibule of human-cadaver ears. J Acoust Soc Am 1997; 101:2754–2770.
5 Böhnke F, Arnold W: Studie der Auslenkungen und Rotationen des Corti-Organs in drei Dimensionen. Otorhinolaryngol Nova 1996;6: 69–77.
6 Böhnke F, Arnold W: 3D-Finite Element Model of the Human Cochlea including Fluid-Structure Couplings. ORL 1999;61:305–310.
7 Carton RW, Dainauskas J, Clark JW: Elastic properties of single elastic fibres. J Appl Physiol 1962;17:547–551.
8 Sawashima M: Special situation and areas of the tympanic membrane, the oval and the round window in the human temporal bone. J Otolaryngol Jpn 1958;61:247–251.
9 Merchant SN, Ravicz ME, Rosowski JJ: Acoustic input impedance of the stapes and cochlea in human temporal bones. Hearing Research 1998;97,1/2:30–45.
10 Patentanmeldung, Stapesprothese, Nr. 199 22 289.4, 14. Mai 1999.
11 Hemilä S, Nummela S, Reuter T: What middle ear parameters tell about impedance matching and high frequency hearing. Hearing Research 1995;85:31–44.

Oto-Rhino-Laryngologia NOVA
Otorhinolaryngol Nova 1999;9:87–91

Untersuchungen zu einer möglichen Masernviruspersistenz in der Otosklerose

Hans P. Niedermeyer[a] Wolfgang Arnold[a] Maria Schuster[a]
Kirsten Wesemeier[a] Jutta Kramer[a,b] Christa Baumann[b]
Wolfgang J. Neubert[b]

[a]HNO-Klinik und Poliklinik, Klinikum r.d. Isar, TU München, und [b]Max-Planck-Institut für Biochemie, Abteilung Virusforschung Martinsried, München, Deutschland

Zusammenfassung

Morphologische und biochemische Untersuchungen von verschiedenen Autoren haben gezeigt, dass die Otosklerose eine Masernvirus-assoziierte, entzündliche Erkrankung des menschlichen Felsenbeins ist. Das Ziel unserer Untersuchungen war es, Informationen über die Auswirkungen der Masernvirusinfektion im Felsenbein auf das Immunsystem des Innenohres zu erhalten und zu überprüfen, ob sich in Präosteoblasten, die aus dem Otoskleroseherd kultiviert wurden, Masernvirusgenom befindet. Während Stapedektomien wurde neben Fussplatten und Kontrollgewebe für die Präosteoblastenkultur Perilymphe entnommen und mit Westernblot auf Antikörperexpressionsmuster hin überprüft. Aus den Präosteoblasten konnte keine Masernvirus-RNA amplifiziert werden. In der Perilymphe konnten IgG gegen Masernviren nachgewiesen werden und das Expressionsmuster wies in 2 von 10 Fällen einen Unterschied im Vergleich zum Expressionsmuster im Serum des gleichen Patienten auf. Diese Ergebnisse sind im Einklang mit der Hypothese, dass in der Otosklerose eine Masernviruspersistenz vorliegt.

Key Words

Otosclerosis · Measles virus · Persistence · Perilymph

Investigations of a Possible Measles Virus Persistence in Otosclerosis

Various authors have shown with morphological and biochemical methods that otosclerosis is a measles virus-associated inflammatory disease of the temporal bone. The aim of our study was to elucidate the effect of measles virus infection within the temporal bone on the immune system of the inner ear and to search for measles virus RNA in preosteoblasts grown from otosclerotic tissue. Footplates and control tissue were obtained during stapedectomy and perilymph was sampled by glass capillaries. No measles virus RNA was detected in the preosteoblasts. Anti-measles virus IgG could be detected in the perilymph and the band pattern in the perilymph was different compared with the serum band pattern in two cases from ten. These results are in good agreement with the hypothesis that measles virus persistence occurs in otosclerosis.

Recherche sur la persistence possible du virus de la rougeole associée à l'otospongiose

Des auteurs différents ont démontré que l'otospongiose est une maladie inflammatoire de l'os pétreux, associée au virus de la rougeole. Le but de nos recherches consistait à obtenir des informations sur les séquelles d'une infection virale dans l'os pétreux sur le système immunologique de l'oreille interne. En outre il était recherché, si le génome du virus de la rougeole se trouve dans le préostéoblastes, qui étaient extraits des foyers de l'otospongiose. A l'occasion des stapédectomies des prélèvements de la platine, du tissu de contrôle et de la périlymphe étaient effectués pour décrire le type de l'expression des anticorps par le Western blot. Dans les préostéoblastes la RNA du virus de la rougeole n'était pas trouvée. Par contre dans la périlymphe l'IgG contre le virus de la rougeole pouvait être démontré. Le type de l'expression a démontré dans 2 de 10 cas une différence par rapport du type de l'expression dans le serum des mêmes malades. Ces résultats supportent l'hypothèse que dans l'otospongiose une persistence du virus de la rougeole existe.

KARGER
Fax + 41 61 306 12 34
E-Mail karger@karger.ch
www.karger.com

1014–8221/99/0094–0087$17.50/0

Accessible online at:
www.karger.com/journals/orn

Hans Peter Niedermeyer
HNO Klinik und Poliklinik, Klinikum r.d. Isar TU München
Ismaningerstr. 22, D–81675 München
Tel. +49 89 41402390, Fax +49 89 41404952
E-Mail H.P.Niedermeyer@lrz.tu-muenchen.de

Einleitung

Die Otosklerose ist eine Erkrankung ausschliesslich des menschlichen Felsenbeins, die besonders häufig bei Kaukasiern, hingegen bei Asiaten und Schwarzen wohl eher selten auftritt. Man beobachtet sie ca. 1,4-fach häufiger bei Frauen im gebärfähigen Alter als bei Männern, und in grossen Autopsieserien ist bei histologisch gesicherter Otosklerose in 80% der Fälle ein beidseitiges Auftreten zu beobachten [1]. Über eine familiäre Inzidenz wird in der Literatur in 50% der Fälle berichtet [2]. In 10% der Autopsien werden otosklerotische Herde im Sinn einer histologischen Otosklerose beobachtet, die wegen fehlender Einbeziehung des ovalen Fensters nicht zu Schallleitungs- oder kombinierter Schwerhörigkeit geführt haben. Die Ursache der Otosklerose ist bisher noch nicht geklärt. Sicher ist, dass bei der Otosklerose alle morphologischen Kriterien einer chronischen Entzündung erfüllt sind [3]. Immunhistochemische Untersuchungen haben den Nachweis von Makrophagen, HLA-DR-positiven Zellen, beta-2-Mikroglobulin-exprimierenden Zellen und CD4- sowie CD8-positive Zellen im aktiven Otoskleroseherd erbracht. Ablagerungen von IgG und IgA sowie Komplement C3 lassen sich im Randsaum von Resorptionslakunen beobachten [4]. Unklar ist die Ursache diese Entzündungsprozesses. Früher wurden unter anderen enzymatische Ursachen und mechanische Faktoren diskutiert [5–7] . Heute werden hauptsächlich eine immunologische, eine genetische und eine virale Hypothese verfolgt. Immunologische Untersuchungen haben den Nachweis von Antikörpern im Serum von Patienten mit Otosklerose gegen Kollagene erbracht [8–10]. In familiären Fällen wurden kürzlich Mutationen im Kollagen Gen Col 1A1 beschrieben und Tomek berichtete kürzlich über die Isolierung eines Otosklerose-Gens [11]. Auf der Suche nach einer möglichen viralen Ätiopathogenese wurden elektronenmikroskopisch Masernvirus-ähnliche Strukturen im Otoskleroseherd beschrieben [12] und die Expression von Masernvirusproteinen N und F immunhistochemisch nachgewiesen [13–16]. Biochemische Analysen von Fussplattenfragmenten aus Otoskleroseherden und Untersuchungen an Celloidin-eingebettetem otosklerotischen Gewebe haben den Nachweis von Masernvirus-RNA erbringen können [17, 18]. Der in der Otosklerose vorliegende Masernvirustyp konnte noch nicht näher charakterisiert werden, da bisher für die notwendige Sequenzierung nicht ausreichend lange RNA-Stränge isoliert werden konnten. Nicht ganz klar ist ausserdem, welche Zellen im Otoskleroseherd befallen sind.

Der Otoskleroseherd ist zumeist in unmittelbarem Kontakt mit dem Perilymphraum (Abb. 1), sodass im Falle einer Masernvirusantigenausschüttung das Immunsystem des Innenohres, das sich im Saccus Endolymphaticus befindet, stimuliert wird. Tierexperimente konnten zeigen, dass eine Antigenexposition im Innenohr zu einer lokalen Immunreaktion führt [19, 20]. Studien beim Menschen unterstützen diese Ergebnisse. Es wurde beobachtet, dass in der Perilymphe von Patienten mit Otosklerose Antikörper gegen Masernviren vorhanden sind und der Anteil des spezifischen Masernvirus IgG am Gesamt-IgG in der Perilymphe grösser ist als im Serum [21, 22]. Gegen welche Virusantigene die IgGs gerichtet sind, ist bisher nicht untersucht worden. Es ist bekannt, dass im Fall einer persistenten Masernvirusinfektionen es zu einer Veränderung der Genexpression kommen kann.

Das Ziel unserer Studie war die Bestimmung des Anti-Masernvirus-IgG-Musters in der Perilymphe, um einen Anhalt für den Masernvirustyp zu erhalten. Desweiteren haben wir überprüft, ob sich aus dem Otoskleroseherd über Zellkultur Masernvirusgenom isolieren lässt.

Material und Methoden

In unsere Untersuchungen wurden 10 Patienten mit der klinischen Diagnose Otosklerose sowie 5 Patienten mit der klinischen Diagnose M. Menière als Kontrollen eingeschlossen. Im Rahmen der Stapedektomie bei Patienten mit der klinischen Diagnose Otosklerose wurden die Fussplattenfragmente und Knochenproben von der Gehörgangswand unmittelbar nach Entnahme in DMEM (Sigma, Germany) Kulturmedium gegeben und unter Zugabe von 1% Streptomycin und Penicillin bei 37 °C kultiviert. Nach 3 Wochen wurden die Zellen erstmals gesplittet und ein Teil bei –70 °C asserviert. Als Kontrollen wurden Masernvirus (Edmondston strain, ATCC, USA)-infizierte und nichtinfizierte Verozellen (ATCC, USA) eingesetzt. Mit «High Pure RNA Extraction Kit» (Boehringer, Mannheim, Germany) wurde die Gesamt-RNA extrahiert und die Masernvirus-PCR, wie publiziert, durchgeführt [23].

Während der Stapedektomie bei Otosklerose und der Vestibulotomie bei Patienten mit M. Menière wurden 0,5–2 µl Perilymphe gewonnen; Serumproben wurden prä- und postoperativ abgenommen und – wie die Perilymphe – bei –20 °C aufbewahrt. Routinemässig wurden Masernvirus-Serum-IgG und -IgM bestimmt. Mit einem zuvor etablierten vertikalen midiwide Westernblot-System wurden die Masernvirusproteine aufgetrennt und nach dem Blotten mit 1 µl Serum und 1 µl Perilymphe in 2 ml Inkubationspuffer inkubiert (Technische Details s. Niedermeyer et al. [24]). Als Kontrollen wurden Seren von Kleinstkindern ohne stattgehabte Masern und Seren von Patienten mit akuter Masernvirusinfektion eingesetzt.

Ergebnisse

Nach 8–12 Wochen konnte man in der Zellkultur Verkalkungsherde in von den Fussplattenfragmenten und von den Gehörgangskontrollen ausgehenden Präosteoblastenkulturen beobachten (Abb. 2). Morphologisch war zwischen den beiden Ausgangsgeweben kein Unterschied auszumachen, wie z.B. einen zytopathischen Effekt mit Syncytienbildung. In allen Fällen konnte genomische RNA (Aktin) nachgewiesen werden, allerdings blieb der Nachweis von Masernvirus-RNA in allen Patientenzellen und Negativkontrollen negativ bei positivem Nachweis in den Masernvirus-infizierten Vero-Zellen.

Serologisch wiesen alle Patienten einen IgG-Durchseuchungstiter auf, während das IgM negativ war. Im Westernblot vom Serum wurden bei allen Patienten (Otosklerose und M. Menière) Banden gegen die Masernvirusproteine N, F, P, H und M beobachtet. In der Perilymphe von Patienten mit Otosklerose wurden Antikörper gegen N,

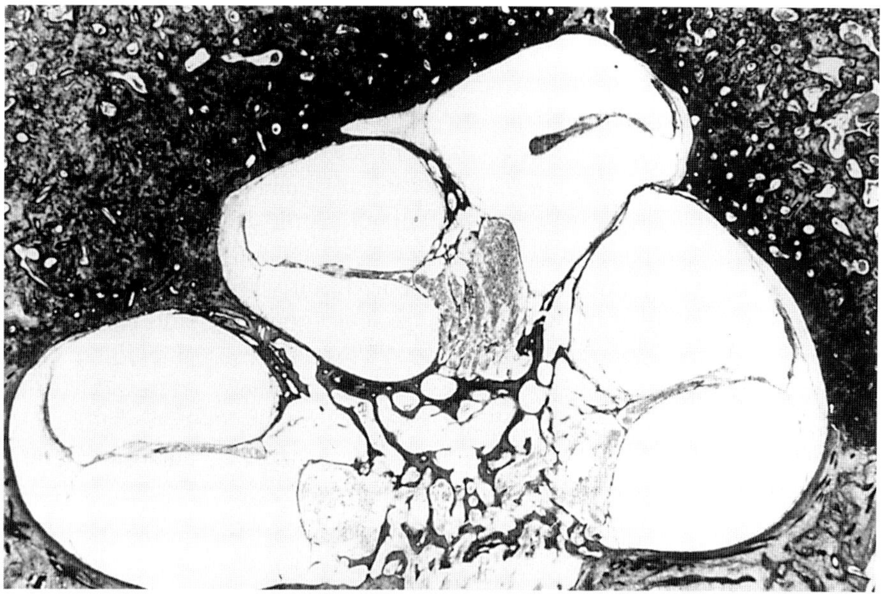

Abb. 1. Ausgedehnter Otoskleroseherd in unmittelbarem Kontakt mit dem Perilymphraum Kapselotosklerose).

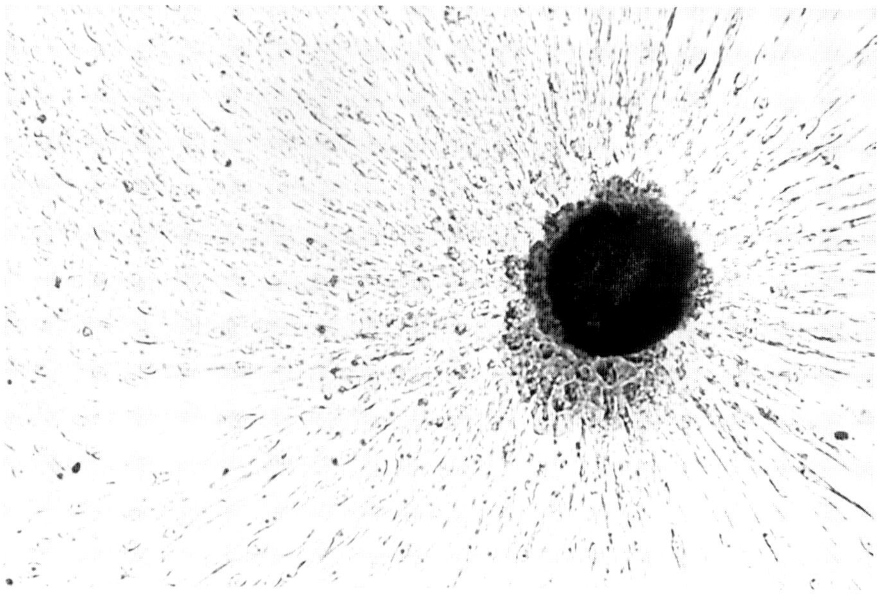

Abb. 2. Verkalkungsherd in einer aus einem Otoskleroseherd gewachsenen Primärzellkultur. Aufnahme nach 10 Wochen. Zytopathische Effekte waren nicht zu erkennen.

F und P detektiert, bei einem Patienten war zusätzlich in Höhe von M und bei einem weiteren Patienten mit Otosklerose eine H-Bande zu sehen (Abb. 3). In der Perilymphe der Patienten mit M. Menière waren auch die N-, F-, und P-Banden vorhanden, allerdings war die Bandenintensität geringer als die der Perilymphen von Patienten mit Otosklerose. Zusätzliche Banden traten nicht auf. Bei der Negativkontrolle kam es zu keiner spezifischen Reaktion, die Positivkontrolle wies alle Banden mit Ausnahme von L auf.

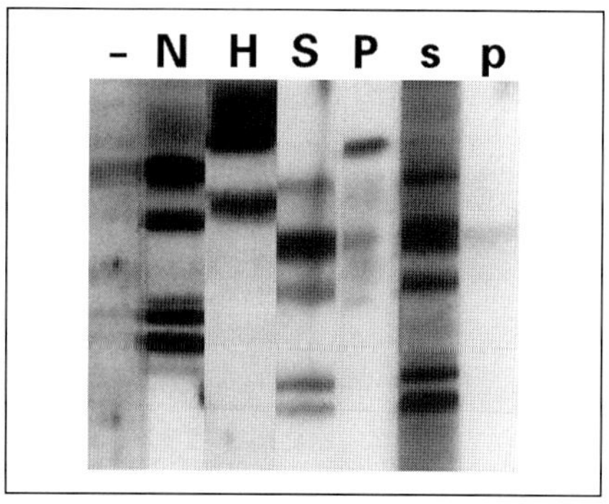

Abb. 3. Nachweis von Antimasernvirus IgG in Serum und Perilymph von Patienten mit Otosklerose im Vergleich zu M. Menière-Patienten. In der Perilymphe des Patienten mit Otosklerose (P) erkennt man in Höhe von H eine Zusatzbande. N = N-Protein, H = H-Protein, – = Negativkontrolle, S/P = Serum/Perilymphe Otoskleroseepatient, s/p = Serum/Perilymphe M. Menière-Patient.

Diskussion

Untersuchungen unserer Arbeitsgruppe und um McKenna zeigten, dass in einem Grossteil der Fälle Masernvirusgenom im otosklerotischen Gewebe nachweisbar ist [17, 18]. Diese Ergebnisse sind in Einklang mit elektronenmikroskopischen und immunhistochemischen

Befunden [14, 16, 25]. Mit konventionellen virologischen Methoden gelang es bisher allerdings nicht, infektiöse Masernviren aus dem otosklerotischen Gewebe zu gewinnen. Mit biochemischen Methoden, insbesondere der PCR, konnten Masernvirussequenzen in otosklerotischem Gewebe – sowohl in Frischmaterial als auch in fixiertem, Celloidin eingebetteten Material – isoliert werden. Allerdings konnten wir in diesem Versuchsansatz in Präosteoblasten, die aus dem Otoskleroseherd kultiviert wurden und deren Identität bereits zuvor gesichert wurde, keine Masernvirus RNA unter Einsatz der PCR nachweisen. Dies könnte möglicherweise auf das Fehlen eines Otoskleroseherdes im in Kultur eingesetzten Fussplattenfragment zurückzuführen sein bzw. auf das Fehlen von infizierten Zellen. Histologische Untersuchungen haben gezeigt, dass im Narbenstadium der Otosklerose die Zellzahl drastisch reduziert ist [4, 26]. Eine weitere Erklärung könnte das Vorhandensein eines persistenten Masernvirustyps sein. Präosteoblasten, die nicht masernvirusinfiziert sind, haben möglicherweise einen Wachstumsvorteil gegenüber infizierten Zellen, wie es bei Tumorzellinien (z.B. HeLa) bekannt ist. Die Etablierung einer persistent masernvirusinfizierten Osteoblastenzellinie dürfte zu einem besseren Verständnis der Auswirkung einer Masernvirusinfektion auf Knochenzellmetabolismus und der persistenten Masernvirusinfektion in der Otosklerose führen.

Histologische und immunhistochemische Untersuchungen zeigten in der Vergangenheit, dass das Innenohr ein eigenes Immunsystem mit Lokalisation im Saccus endolymphaticus besitzt [27, 28]. Im Tierexperiment konnte bestätigt werden, dass das Innenohr nach Antigenstimulus mit einer immunologischen, lokalen, zellulären und humoralen Antwort reagiert [19]. Im Menschen hatte unsere Arbeitsgruppe in der Vergangenheit beobachtet, dass in der Perilymphe von Otosklerosepatienten der Anteil von Masernvirus-IgG am Gesamt-IgG grösser ist als im Serum [29]. Bei M. Menière wurden für anti-Herpes simplex-Virustyp I-IgG ähnliche Beobachtungen gemacht [30]. Somit dürfte man am Vorhandensein einer lokalen Immunabwehr im Innenohr des Menschen nicht mehr zweifeln. Die aktuellen Ergebnisse zeigen im Einklang mit vorhergehenden Untersuchungen (mittels ELISA), dass sich Antikörper gegen verschiedene Masernvirusproteine in der Perilymphe nachweisen lassen. Der Nachweis von N-, P- und F-Masernvirusproteinen entspricht auch dem bei gewöhnlichen Masernvirusinfekten auftretenden 3′–5′-Expressionsgradienten. Bei persistenten Masernvirusinfektionen wie der SSPE kann eine Veränderung des Expressionsmusters mit vermehrter oder verminderter Produktion von Proteinen auftreten [31, 32]. Was letztere angeht, so ist eine exakte Quantifizierung ist im Westernblot nicht möglich. Eine Veränderung des Expressionsmusters trat in 2 Fällen, mit einer Bande auf Höhe von M in einem Fall und in einer in Höhe von H im anderen, auf. Die Ursache hierfür könnten Mutationen sein, die zu veränderter Regulation der Virusgenexpression führen oder zu Mutationen in der Aminosäurensequenz, die einen veränderten Proteinabbau zur Folge haben können. Aufschluss hierüber kann letztendlich nur die Sequenzierung des Virus geben.

Der Nachweis von Antikörpern gegen N-, F-, und P-Protein in der Perilymphe bei Patienten mit M. Menière sind einerseits auf die natürliche Diffusion von Immunglobulinen über die Blut-Perilymphschranke zurückzuführen. Thalmann bestimmte hier einen Quotienten von 1:35, der für den Grossteil der Serumproteine wie z.B. auch den Immunglobulinen zutreffen soll [33]. Bei der Perilymphentnahme während Stapedektomie oder Vestibulotomie ist eine – wenn auch noch so geringe – Blutkontamination unvermeidbar. Die Perilymphproben wurden stets unmittelbar nach Entnahme niedertourig abzentrifugiert und in allen Fällen war blutiges Sediment zu erkennen. In den hier durchgeführten Untersuchungen war die Relation Sediment versus Überstand konstant. Da nach Eröffnen des Innenohres nur 0,5–2 µl Probenvolumen zur Verfügung standen, war bei den geplanten Westernblot-Untersuchungen für die Bestimmung der Kontaminationsmenge über z.B. Albumin und Gesamt-IgG nicht ausreichend Perilymphe vorhanden. Unter diesen Bedingungen waren die Perilymphbanden gegen N, P und F der Patienten mit M. Menière deutlich schwächer als die der Otosklerosepatienten. Daraus kann man folgern, dass in der Perilymphe von Otosklerosepatienten zu den physiologisch oder über Kontamination vorhandenen Antikörpern noch eine lokale Produktion hinzukommen dürfte, im Einklang mit zuvor publizierten Ergebnissen [22]. Diese Vermutung wird auch von dem Nachweis von Banden in Höhe von H und M in der Perilymphe im Vergleich zum Serum des Patienten im Westernblot unterstützt.

Im Serum von Patienten und Kontrollen waren keine wesentlichen Unterschiede im Expressionsmuster zu erkennen. Selbst wenn im Innenohr eine Immunreaktion gegen andere oder veränderte Masernvirusproteine vorhanden ist, so wird sich das bei einer lokal begrenzten chronisch verlaufenden Entzündung im Serum nicht bemerkbar machen. Die absolute Menge der Masernvirus-IgG in der Perilymphe mit einem Gesamtvolumen von 1,5 ml ist deutlich niedriger als die des übrigen Kreislaufes, sodass sich der IgG-Übertritt in das Serum serologisch nicht erfassen lässt.

Schlussfolgerung

Unsere Untersuchungen haben gezeigt, dass auch mit sensitiven Methoden kein Masernvirusgenom in Zellkultur aus Otoskleroseherden nachweisbar ist. Dies ist allerdings bei persistenten Masernvirusinfektionen nicht ungewöhnlich, da die infizierten Zellen in der Primärkultur einen Wachstumsnachteil haben. Die Identität der Präosteoblasten war über die Expression von mRNAs wie Osteonectin, Osteocalcin sowie Zellverkalkungen bei weiter fortgeführter Kultur gesichert. Der Nachweis von Antikörpern in der Perilymphe hat die Ergebnisse vorhergehender Studien bestätigt. Es konnten auch in der Perilymphe von Patienten mit Otosklerose-Antikörper gegen N-, P-, F-, in 2 von 10 Fällen auch gegen M- und H-Protein nachgewiesen werden. Diese Antikörper wurden auch bei den M. Menière-Patienten nachgewiesen, allerdings war das Signal deutlich schwächer. Unsere Ergebnisse sind im Einklang mit der Hypothese, dass in der Otosklerose eine Masernvirus-IgG-Produktion vom Innenohr ausgeht. Weitere Untersuchungen müssen die Lokalisation des Masernvirus im Otoskleroseherd aufklären sowie die Charakterisierung des Virus zum Ziel haben.

Literatur

1 Morrison AW, Bundey SE: The inheritance of otosclerosis. J Laryngol Otol 1970;84:921–932.
2 Morrison AW: Genetic factors in otosclerosis. Ann R Coll Surg Engl 1967;41:202–237.
3 Arnold W, Plester D: Active otosclerosis of the stapes footplate: Histological and clinical aspects of its influence on the perilymph. Arch Otorhinolaryngol 1977;215:159–178.
4 Arnold W, Friedmann I: Otosclerosis – an inflammatory disease of the otic capsule of viral aetiology? J Laryngol Otol 1988;102:865–871.
5 Chevance LG, Causse JR, Berges J: Alpha 1-antitrypsin activity of perilymph. Occurrence during progression of otospongiosis. Arch Otolaryngol 1976;102:363–364.
6 Chevance LG, Bretlau P, Jorgensen MB, Causse J: Otosclerosis. An electron microscopic and cytochemical study. Acta Otolaryngol Suppl (Stockh) 1970;1–44.
7 Chevance LG, Causse J, Jorgensen MB, Bretlau P: Otospongiosis, a cellular and enzymatic lysosomal disease. Cyto-clinical correlation. Ann Otolaryngol Chir Cervicofac 1972;89:5–34.
8 Lolov SR, Edrev GE, Kyurkchiev SD, Kehayov IR: Elevated autoantibodies in sera from otosclerotic patients are related to the disease duration. Acta Otolaryngol (Stockh) 1998;118:375–380.
9 Yoo TJ, Stuart JM, Kang AH, Townes AS, Tomoda K, Dixit S: Type II collagen autoimmunity in otosclerosis and Meniere' s Disease. Science 1982;217:1153–1155.
10 Bujiq J, Burmester G: The presence of antibodies directed against specific cartilagenous collagens in patients with otosclerosis. Acta Otorrinolaringol Esp 1993;44:277–280.
11 Tomek MS, Brown MR, Mani SR, Ramesh A, Srisailapathy CR, Coucke P, Zbar RI, Bell AM, McGuirt WT, Fukushima K, Willems PJ, Van CG, Smith RJ: Localization of a gene for otosclerosis to chromosome 15q25-q26. Hum Mol Genet 1998;7:285–290.
12 McKenna MJ, Mills BG, Galey FR, Linthicum FJ: Filamentous structures morphologically similar to viral nucleocapsids in otosclerotic lesions in two patients. Am J Otol 1986;7:25–28.
13 McKenna MJ, Mills BG: Immunohistochemical evidence of measles virus antigens in active otosclerosis. Otolaryngol Head Neck Surg 1989;101:415–421.
14 Arnold W, Altermatt HJ, Kraft R, Pfaltz CR: Otosclerosis. A paramyxovirus-induced inflammatory reaction. HNO 1989;37:236–241.
15 Arnold W, Friedmann I: Detection of measles and rubella-specific antigens in the endochondral ossification zone in otosclerosis. Laryngol Rhinol Otol (Stuttg) 1987;66:167–171.
16 Arnold W, Friedmann I: Immunohistochemistry of otosclerosis. Acta Otolaryngol Suppl (Stockh) 1990;124–128; discussion.
17 Niedermeyer H, Arnold W, Neubert WJ, Höfler H: Evidence of measles virus RNA in otosclerotic tissue. ORL 1994;56:130–132.
18 McKenna MJ, Kristiansen AG, Haines J: Polymerase chain reaction amplification of a measles virus sequence from human temporal bone sections with active otosclerosis. Am J Otol 1996;17:827–830.
19 Harris JP, Ryan AF: Immunobiology of the inner ear. Am J Otolaryngol 1984;5:418–425.
20 Fukuda S, Keithley EM, Harris JP: Experimental cytomegalovirus infection: viremic spread to the inner ear. Am J Otolaryngol 1988;9:135–141.
21 Niedermeyer HP, Arnold W: Otosclerosis: A measles virus associated inflammatory disease. Acta Otolaryngol (Stockh) 1995;115:300–303.
22 Arnold W, Niedermeyer HP, Lehn N, Neubert W, Höfler H: Measles virus in otosclerosis and the specific immune response of the inner ear. Acta Otolaryngol (Stockh) 1996;116:705–709.
23 Niedermeyer HP, Arnold W, Kramer J, Schuster M, Sedlmeier R: Characterization of cells grown from human temporal bone. ORL 1999; submitted.
24 Niedermeyer HP, Sedlmeier R, Arnold W, Kramer J, Baumann Ch, Neubert WJ: Technical report: Analysis of small perilymph samples by mini-western blot and midi wide western blot system. Laryngoscope 1999; submitted.
25 McKenna MJ, Mills BG: Ultrastructural and immunohistochemical evidence of measles virus in active otosclerosis. Acta Otolaryngol Suppl (Stockh) 1990;130–9; discussion.
26 Nager GT: Histopathology of otosclerosis. Arch Otolaryngol 1969;89:341–363.
27 Altermatt HJ, Gebbers JO, Müller C, Arnold W, Laissue JA: Human endolymphatic sac: Evidence for a role in inner ear immune defence. ORL 1990;52:143–148.
28 Arnold W, Altermatt HJ, Gebbers JO, Laissue J: Secretory immunoglobulin A in the human endolymphatic sac. An immunohistochemical study. ORL 1984;46:286–288.
29 Arnold W, Niedermeyer HP, Altermatt HJ, Neubert WJ: Pathogenesis of otosclerosis. 'State of the art'. HNO 1996;44:121–129.
30 Arnold W, Niedermeyer HP: Herpes simplex virus antibodies in the perilymph of patients with Meniere disease. Arch Otolaryngol Head Neck Surg 1997;123:53–56.
31 ter Meulen V: Molecular and cellular aspects of measles virus persistence in the CNS. J Neurovirol 1997;S3–S5.
32 Norrby E, Kristensson K: Measles virus in the brain. Brain Res Bull 1997;44:213–220.
33 Thalmann I, Comegys TH, Liu SZ, Ito Z, Thalmann R: Protein profiles of perilymph and endolymph of the guinea pig. Hear Res 1992;63:37–42.

Oto-Rhino-Laryngologia Nova
Otorhinolaryngol Nova 1999;9:92–97

Zur Bedeutung der Melanozyten des Innenohres im Rahmen der Spiralganglienzelldegeneration beim Akustikusneurinom

M. Sánchez-Hanke U. Koch I. Ahrendt J. Ußmüller

Universitäts-HNO-Klinik Hamburg-Eppendorf, Hamburg, Deutschland

Zusammenfassung

Einleitung: Degenerative Veränderungen der Neuralzellen des Ganglion spirale sind eine Folge des Akustikusneurinoms (ACN). Das langsame Wachstum dieses Tumors führt zur einer metabolischen Adaptation der Neuralstrukturen der Cochlea, insbesondere des Ganglion spirale. Ziel der vorliegenden Studie war die Erforschung von histopathologischen Veränderungen der angrenzenden Strukturen des Ganglion spirale, wie Kapillaren, Bindegewebe und vor allem Melanozyten. ***Material und Methode:*** Es wurden insgesamt 30 Akustikusneurinome anhand von HE-gefärbten Felsenbein-Serienschnitten (Wittmaack-Sammlung) histopathologisch untersucht. Die degenerativen Veränderungen des Ganglion spirale und des Corti-Organs und Veränderungen der Nachbarstrukturen wurden analysiert und semiquantitativ ausgewertet. Anschliessend wurden Korrelationsstudien zwischen den einzelnen Wachstumsstadien des Tumors und den unterschiedlichen histopathologischen Befunden durchgeführt. ***Ergebnisse:*** Bereits bei den kleinen Akustikusneurinomen (Durchmesser ≤8 mm des Meatus auditivus internus) konnte eine sekundäre retrograde Degeneration etwa der Hälfte der Spiralganglienzellen nachgewiesen werden. Die in der Umgebung des Ganglion spirale liegenden Melanozyten waren im Frühstadium in der Nähe von Kapillaren vermehrt nachweisbar. Bei Tumoren im Spätstadium (Tumordurchmesser ≥25 mm) waren hingegen keine Ganglienzellen oder Melanozyten mehr vorhanden. In Fällen einer tumorbedingten Gefässstenosierung des inneren Gehörgangs war das Corti-Organ komplett zerstört. ***Schlussfolgerungen:*** Die degenerativen Veränderungen des Spiralganglions im Frühstadium des Akustikusneurinoms führen zunächst zu einer Vermehrung von Melanozyten. Die Melanozyten scheinen hier im Sinne eines Reparaturorgans auf Zellebene im Innenohr zu wirken. Das Fehlen von Melanozyten bei kompletter Degeneration im fortgeschrittenen Stadium des ACN ist auf den nun fehlenden Zellmetabolismus des Innenohres zurückzuführen.

Key Words

Acoustic neurinome · Spiral ganglion · Melanocytes · Histopathology · Morphometry

The Role of the Melanocytes of the Inner Ear in Spiral Ganglion Cell Degeneration of Acoustic Neuroma

Objective: The aim of this study was to investigate degenerative changes of the spiral ganglion due to acoustic neuroma (ACN). As a slow-growing tumor, it leads to adaptation of metabolic processes in the cochlea and, above all, in the spiral ganglion. Special interest was paid to the ganglion's adjoining structures as capillaries, connective tissue and melanocytes. ***Material and Methods:*** 30 HE-stained slides of temporal bones of humans suffering from ACN were selected from Wittmaack's collection of temporal bones. Spiral ganglion cells and labyrinthine melanocytes were investigated histopathologically and analyzed light-microscopically in a semiquantitative manner. Results were documented and the different findings in 2 different stages of tumor growth were then compared according to Student's t test. Means and standard deviation were calculated as well. ***Results:*** Small intrameatal tumors (less than 8 mm in diameter) already revealed a retrograde secondary degeneration of about half of the spiral ganglion's cells. The number of surrounding melanocytes was shown to be increased. In tumors at an advanced stage (more than 25 mm in diameter) the number of ganglionic and melanocytic cells was reduced. In comparison to the contralateral, nontumorous cochlea, these changes turned out to be statistically significant. In cases of stenosis of the labyrinthine artery by oncolysis the organ of Corti proved to be totally destroyed. ***Conclusion:*** Melanocytes might be able to repair cellular damage in early stages of ACN, as is implicated by their increase at this point of investigation. Their absence in terminal stages of this tumorous disease is most probably caused by complete breakdown of cellular metabolism via oncolysis. This hypothesis arose from the findings of our study.

KARGER

Fax + 41 61 306 12 34
E-Mail karger@karger.ch
www.karger.com

© 2000 S. Karger AG, Basel
1014–8221/99/0094–0092$17.50/0

Accessible online at:
www.karger.com/journals/orn

Dr. med. M. Sánchez-Hanke
HNO-Klinik der Universität Hamburg-Eppendorf
Martinistr. 52
D–22529 Hamburg (Deutschland)
Tel./Fax +49 40 42803 2380

Signification de la présence de mélanocytes en cas de dégénérescence du ganglion spiral consécutive à un neurinome de l'acoustique

Introduction: Des modifications dégénératives des cellules neurales du ganglion spiral peuvent être observées dans les cas de neurinome de l'acoustique (NA). La croissance lente de cette tumeur conduit à un métabolisme d'adaptation des structures neurales de la cochlée et, en particulier, du ganglion spiral. Le but de cette étude est d'évaluer les modifications histopathologiques des structures voisines du ganglion, telles que les capillaires, les tissus et surtout les mélanocytes. ***Matériel et méthodes:*** L'évaluation porte sur l'examen histologique de 30 os temporaux avec neurinome de l'acoustique. Les coupes, colorées par hématoxilline-éosinophile, proviennent de la collection de Widmaaca. Les modifications dégénératives du ganglion spiral et de l'organe de Corti et les modifications des structures avoisinantes ont été analysées semi-quantitativement. Une corrélation a été établie entre les stades de croissance de la tumeur et diverses modifications histopathologiques. ***Résultats:*** Les petits NA (8 mm de diamètre au niveau du méat interne) entraînent une dégénérescence secondaire d'environ la moitié des cellules du ganglion spiral. Les mélanocytes au voisinage du ganglion sont souvent nombreux et décelés près des capillaires. A un stade plus avancé (tumeurs de 25 mm de diamètre), il ne restait plus aucune cellule du ganglion ni aucun mélanocyte. Les modifications histopathologiques en comparaison avec le côté sain étaient statistiquement significatives. Dans les cas où la tumeur envahissait le conduit auditif interne et sténosait l'artère labyrinthique, l'organe de Corti était totalement détruit. ***Conclusion:*** Les modifications dégénératives du ganglion spiral consistent tout d'abord en une multiplication des mélanocytes. Les mélanocytes semblent agir comme un organe réparateur sur le plan des cellules de l'oreille interne. A un stade plus avancé, on observe une absence de mélanocytes qui pourrait résulter d'un arrêt du métabolisme cellulaire.

Einleitung

Sowohl bei den Erkrankungen des Augenhintergrundes als auch des Innenohres sind zwei Gewebsformationen Hauptträger der pathophysiologischen Prozesse. Zum einen sind es die vom Neurocranium her eintretenden Nerven mit ihren Verzweigungen und den zugehörigen Sinnesendapparaten, zum anderen sind es die als Stützgerüst dienenden bindegewebig-serösen Häute mit ihrem Gefässnetz in der Umgebung des betreffenden Nerven [1]. Ebenso wie bei Erkrankungen des Augenhintergrundes und des Nervus opticus besteht im Innenohr ein direkter Zusammenhang zwischen pathologischen Veränderungen des häutigen Labyrinthes und den Erkrankungen des Nervus statoacusticus sowie des spezifischen Sinnesepithels [1, 2]. 1923 beschrieb Steurer [2] zum ersten Mal die sekundären degenerativen Veränderungen der Neuralzellen des Ganglion spirale bei Akustikusneurinomen (ACN) [2]. Wittmaack [1] konnte 1936 anhand seiner histopathologischen Felsenbeinsammlung die biologischen und funktionellen Beziehungen zwischen dem Corti-Organ und dem Hörnerven darstellen. 1979 untersuchten Eckermeier et al. [3] den histologischen Aufbau, die Ausdehnung jedes einzelnen ACN der Wittmack-Sammlung und beschrieben die pathologischen Befunde an Nerv und Cochlea durch tumorbedingte Gefässstenosierung und Tumorblutungen.

Tabelle 1. Akustikusneurinome (ACN) (n = 30). Klassifikation der ACN nach Ausdehnung im Meatus auditivus internus

ACN (n = 30)	Unilateral (n = 24)	Bilateral (n = 3 × 2)
Durchmesser: 8 mm intrameatal	7	0
Durchmesser: >2.5 mm extrameatal	10	6
(Kleinhirnbrückenwinkeltumor)	7	0

Das langsame Wachstum des Akustikusneurinoms führt zu einer metabolischen Adaptation der angrenzenden bindegewebigen Strukturen des N. acusticus und der Neuralstrukturen der Cochlea, insbesondere des Ganglion spirale [1, 4, 5]. Eingebettet in das Bindegewebe liegen in der Umgebung des Ganglion spirale Melanozyten [4]. Ihre Funktion ist noch unklar. Spekuliert wird über die Funktion des Melanins als Kationen-Austausch-Polymer bei der Regulierung der Endolymph-Homöostase [6–8] und als Fänger freier Radikale im oxidativen Zellmetabolismus [9].

Ziel der vorliegenden Studie war die Erforschung von histopathologischen Veränderungen der angrenzenden häutigen Strukturen des N. statoacusticus und des Ganglion spirale, benachbarter Kapillaren, Fibrozyten und besonders des zellulären Verhaltens der Melanozyten.

Material und Methode

30 Akustikusneurinome wurden anhand HE-gefärbter Serienschnitte aus der Wittmaack'schen Felsenbein-Sammlung histopathologisch untersucht. Es handelte sich dabei um 24 einseitige und 3 doppelseitige Tumoren, letztere im Rahmen einer Neurofibromatose II (von Recklinghausen). Als Kontrollgruppe wurden die 24 Felsenbeine von der gesunden Seite der Patienten mit unilateralen Tumoren verwendet. Weitere epidemiologische und präparatorische Daten über diese ACN sind den Ausführungen von Eckermeier et al. [3] zu entnehmen.

Nach einem randomisierten Schema wurden 10 sagittale Schnitte (25 µm) ausgewählt, in denen die Strukturen des N. statoacusticus und des Ganglion spirale en bloc im Präparat enthalten waren. Die mikroskopische Untersuchung des N. statoacusticus und der Cochlea erfolgte bei 100-facher und 400-facher Vergrösserung (Abb. 1 und 2). Die ACN wurden nach Tumordurchmesser und Verlegungsgrad des Meatus acusticus internus in zwei Gruppen geteilt (Tab. 1). Entsprechend der Tumorgrösse Einteilung von Eckermeier et al. [3] wurden die ACN mit direkter Streckenmessung unter 2-facher Vergrösserung die ACN vermessen.

Die Melanozyten der Lamina spiralis ossea, im Rosenthal-Kanal und der Umgebung des Perineuriums wurden mit 250-facher Vergrösserung an axialen Schnitten untersucht und semiquantitativ ausgewertet. Die Quantifizierung der Ganglienzellen und Melanozyten

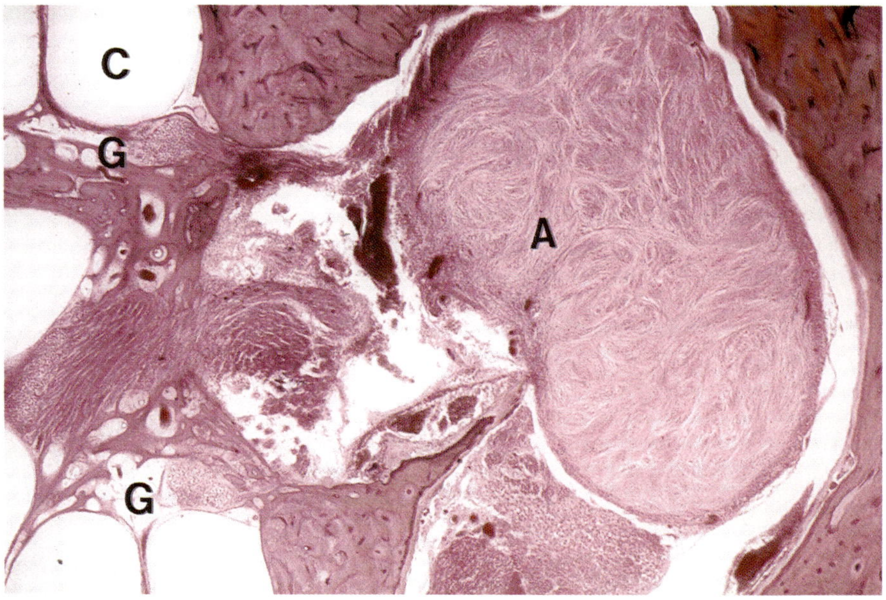

Abb. 1. Akustikusneurinom (A) im fortgeschrittenen Stadium. Übersicht: Basales Ganglion spirale (G). Cochlea (C) mit intraluminalem Transsudat. HE. × 90.

erfolgte nach der Methode von Spoendlin und Schrott [10] und Felix et al. [11]. Die clusterartige Ansammlung der Ganglienzellen vom Typ 1 führte zu einer erschwerten Auswertung, da eine Toleranzgrenze von ±15% hinsichtlich des zu erwartenden Erhebungsfehlers gesetzt wird (entsprechend Spoendlin und Schrott [10]). Die Schnitte wurden senkrecht zur Achse des Modiolus geführt. Die Melanozytenzahlen konnten wegen ihrer isolierten Verteilung im Gegensatz zu den Ganglienzellen problemlos ermittelt werden (Tab. 1).

Es wurde mittels eines statistischen Tests (Student t-Test) das Verhalten der Ganglienzellen und der Melanozyten bei beiden ACN-Gruppen und der Kontrollgruppe ermittelt.

Um das zelluläre Verhalten von Ganglienzellen und Melanozyten in den drei untersuchten Studiengruppen miteinander vergleichen zu können, wurden Person-Korrelationtests durchgeführt.

Ergebnisse

Morphologische Befunde

In 76,6% (n = 23 von 30) der untersuchten ACN-Fälle befand sich der Tumor sowohl inner- als auch ausserhalb des inneren Gehörgangs. Die Mehrzahl der Geschwülste (n = 18) war im mittleren Abschnitt des Meatus auditivus internus gelegen, ging vom Ganglion scarpae aus und hatte zu einer Erweiterung des knöchernen Kanals und damit auch zur Schädigung der Fazialis- und Vestibularisnervenfasern geführt. 23,3% (n = 7) der ACN waren im Kleinhirnbrückenwinkel lokalisiert und reichten bis in den inneren Gehörgang hinaus. Es handelte sich in diesen 23 Fällen histopathologisch um gutartige abgekapselte Schwannome mit konzentrisch angeordneten Zellen (Abb. 1).

In 7 Fällen (23,3%) füllte das Akustikus- resp. Vestibularisneurinom mit einem Tumordurchmesser von ≤ 8 mm das Gehörgangslumen nicht aus. Bei diesen vergleichsweise kleinen Neurinomen konnte eine sekundäre retrograde Degeneration bei durchschnittlich der Hälfte

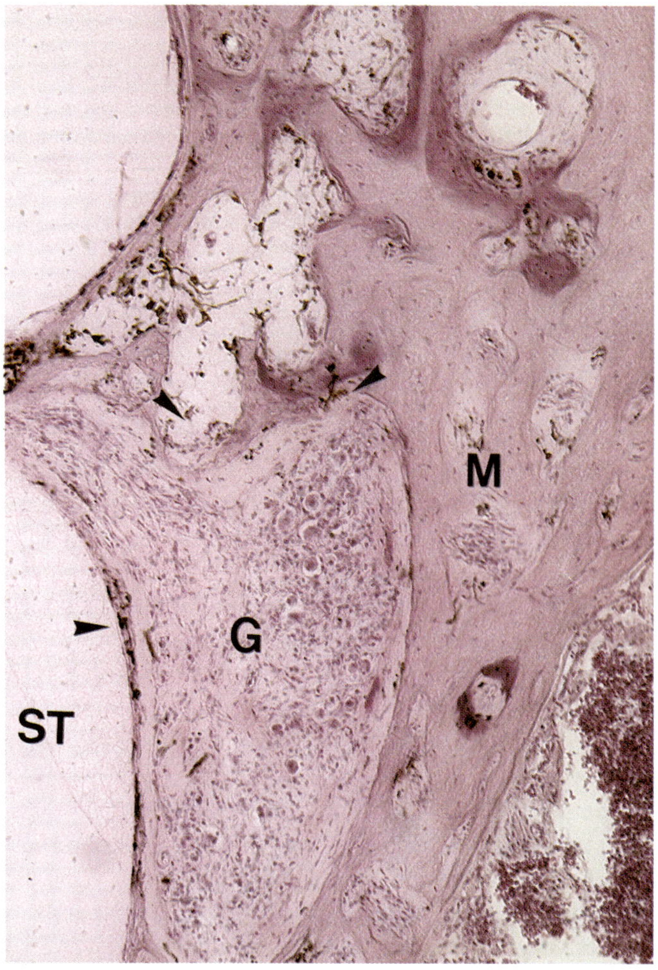

Abb. 2. Akustikusneurinom mit Durchmesser ≤ 8 mm. Ausschnitt: Ganglion spirale (G) mit degenerativen Ganglienzellen. Melanozyten im umgebenden vaskularisierten Bindegewebe im Modiolus Bereich (M). HE. × 200. Scala tympani (ST), geringes seröses Transsudat.

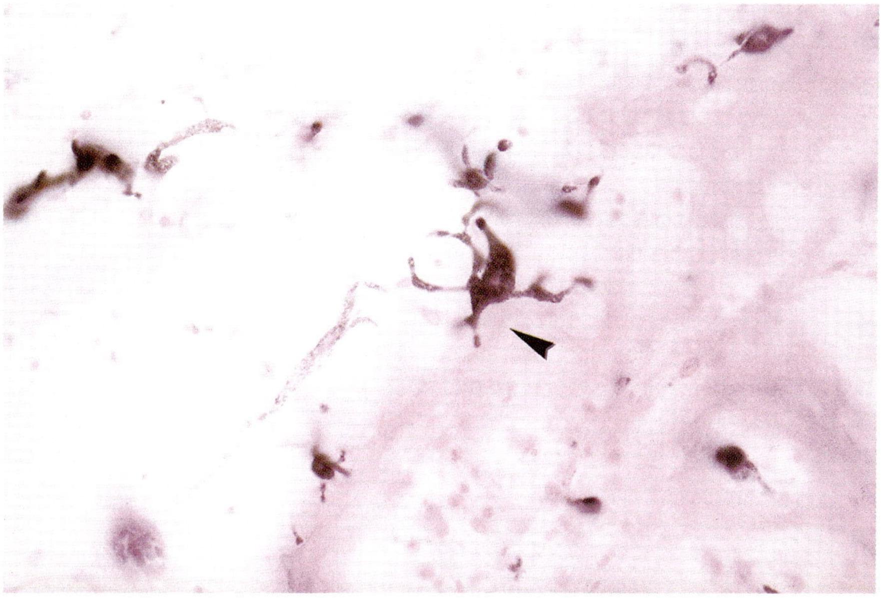

Abb. 3. Akustikusneurinom mit Durchmesser ≤8 mm. Detail: (→) Melanozyten mit typischer dendritischer Struktur, angefüllt mit Pigmentgranula. HE. × 360.

Tabelle 2. Quantitative Auswertung der durchschnittlichen Anzahl von Melanozyten und Ganglienzellen der Cochlea pro Schnitt beim Akustikusneurinom (ACN) und der tumorfreien kontralateralen Seite

Cochlea	Anzahl Ganglienzellen, Durchschnitt ± SD			Anzahl Melanozyten, Durchschnitt ± SD		
	basal	medial	apikal	basal	medial	apikal
ACN (Durchmesser ≥25 mm) (n = 23)	5,6±1,5	8,8±2,6	4,7±2,54	28,0±2,25	4,0±1,49	12,2±2,2
ACN (Durchmesser ≤8 mm) (n = 7)	34,9±2,8	22,4±2,3	24,2±2.3	31,8±2,7	41,7±2,5	114,5±2,0
Kein ACN (n = 24)	170,4±2,2	102±3.9	94,5±2,73	12,0±2,58	13,4±1,9	43,2±2,0

Student t-Test:

(1) Gruppen ACN (Durchmesser ≥25 mm) vs. ACN (Durchmesser ≤8 mm): Signifikanter Unterschied in allen Abschnitten (H_1 $\mu_1 \neq \mu_2$) (p<0,001).
Ganglienzellen: basal (p = 0,318; t = 29,1; f.g. 18), medial (p = 0,170; t = 11,8; f.g. 18), apikal (p = 0,750; t = 18,5; f.g. 18).
Melanozyten: basal (p = 0,330; t = 22,5; f.g. 18), medial (p = 0,820; t = 40,5; f.g. 18) apikal (p = 0,39; t = 107,1; f.g. 18).

(2) Gruppen ACN (Durchmesser <8 mm) vs. Kein ACN: Signifikanter Unterschied in allen Abschnitten (H_1 $\mu_1 \neq \mu_2$) (p<0,001).
Ganglienzellen: basal (p = 0,318; t = 120,7; f.g. 18), medial (p = 0,820; t = 52,2; f.g. 18), apikal (p = 0,673; t = 68,2; f.g. 18).
Melanozyten: basal (p = 0,578; t = 16,7; f.g. 18), medial (p = 0,290; t = 28,4; f.g. 18), apikal (p = 0,966; t = 73,7; f.g. 18).

der Spiralganglienzellen nachgewiesen werden (Tab. 2, Abb. 2). ACN mit einer Tumorgrösse zwischen 8 und 25 mm waren in diesem Untersuchungsgut nicht nachweisbar.

Die in der Umgebung des Ganglion spirale gelegenen Melanozyten waren im Frühstadium vermehrt in den vaskularisierten Bereichen der apikalen Windungen nachweisbar, ebenso in den Basalwindungen der Cochlea (Abb. 2). Die Melanozyten wiesen die für sie typische dendritische Struktur auf und waren angefüllt mit melaninbeladenen Granula. Vereinzelt traten sie auch als runde Strukturen mit einem stark melanotischen Zytoplasma (Abb. 3) auf. In der Scala tympani und vestibuli fand sich ein seröses zellarmes Transsudat (Abb. 2) als Folge einer massiven Stauung der Gefässe im Modiolus. Die kontralaterale tumorfreie Seite zeigte eine signifikant geringere Anzahl von Melanozyten in den untersuchten Bereichen bei diesen kleinen ACN.

Bei ausgeprägten Akustikusneurinomen im Spätstadium (einseitig: n = 17, beidseitig: n = 6) waren hingegen sowohl Ganglienzellen als auch Melanozyten spärlich oder nicht mehr vorhanden (Tab. 2). Anstelle der Neuralstrukturen und Ganglienzellen fand sich häufig ein Bindegewebskonglomerat aus Fibroblasten, Kollagen- bzw. Elastinfasern und Mikrogliazellen, das häufig eingeblutet war. In diesen Fällen einer tumorbedingten Gefässstenosierung im Bereich des inneren Gehörgangs war das Corti-Organ zerstört.

Statistische Auswertung

Der Vergleich der Kontrollgruppe (tumorfreie kontralaterale Seite) mit der Gruppe von kleinen ACN mittels des Student t-Tests ergab eine signifikante Abnahme von Ganglienzellen bei allen ACN, jedoch eine signifikante Zunahme der Anzahl an Melanozyten bei kleinen ACN. Die statistische Auswertung zeigte, dass bei Zunahme des Tumordurchmessers (Gruppe 1 verglichen mit Gruppe 2) die Anzahl der Melanozyten und der Ganglienzellen in den untersuchten Abschnitten signifikant abnimmt. Die Korrelationen zwischen der Häufigkeit der Melanozyten und der Ganglienzellen in den verschiedenen Abschnitten der Cochlea sind nicht signifikant.

Diskussion

Der Nachweis intrazellulären Melanin-Pigmentes im Innenohr ist von verschiedenen Arbeitsgruppen beschrieben worden [5–8]. Die Funktion der Melanozyten und ihr Entwicklungsmodus sind jedoch bis heute weitgehend unklar [6, 8]. Man schreibt ihnen eine Funktion im Innenohr bei Ionenaustausch-, Absorptions- und Eliminationsvorgängen zu [6]. Eine weitere Theorie spricht ihnen die Fähigkeit zur Beseitigung freier Radikale aus oxidativen intrazellulären Prozessen zu [9].

Die Ergebnisse der vorliegenden Studie zeigen, dass beim Akustikusneurinom vor allem in den apikalen Windungen der Cochlea die Melanozyten hinsichtlich Anzahl und Pigmentgehalt zunehmen. Bei stark fortgeschrittenen Tumorstadien hingegen sind Spiralganglienzellen und Melanozyten nicht mehr nachweisbar. Der zunehmende Gehalt an Pigmentgranula und die Anzahl der Melanozyten in den Apikalwindungen lässt eine Schutzfunktion dieser Pigmente im Zellmetabolismus der Cochlea möglich erscheinen, bei dem es zu einer Freisetzung zytotoxischer freier Radikale kommt [7]. Hieraus erklärt sich der auftretende Hochtonverlust bei Akustikusneurinomen. Die erloschene elektrophysiologische Aktivität der Sinnesorgane würde im späten Stadium zum Zusammenbruch des Zellmetabolismus in der Cochlea führen [12]. Die dort vorhandenen Melanozyten wären unter diesen Bedingungen nicht mehr von Nutzen. Im Einklang mit dieser Hypothese steht die Beobachtung, dass Albino-Katzen wegen eines degenerativ veränderten Nucleus cochlearis und Akustikusnerven gehörlos sind [4]. Das Fehlen von Melanozyten könnte der Grund des frühzeitigen Ertaubens sein. Die Bedeutung dieser Zellen im Innenohr wird auch durch bekannte Syndrome bestätigt, wie z.B. durch das Waardenburg-Syndrom, welches u.a. Pigmentstörungen der Haut (Fehlen von Melanozyten) bei gleichzeitiger Innenohrschwerhörigkeit beinhaltet [13]. Die Kombination von Tumoren neuroektodermalen Ursprungs und Pigmentanomalien der Haut, Schleimhäute oder am Auge sind hinreichend bekannt. Das bilaterale Auftreten von Akustikusneurinomen zusammen mit kutanen Pigmentanomalien (Café-au-lait-Flecken) bei der Neurofibromatose Typ II von Recklinhausen [2, 5], bei der auch ein Mangel an Melanozyten nachgewiesen wurde, sprechen ebenfalls für ihre Bedeutung im Innenohr.

Wie Charabi et al. [14] und Tos et al. [15] in ihren epidemiologischen Studien berichten, konnten in den letzten 20 Jahren intrameatale ACN und kleine vestibuläre Schwannome sehr viel häufiger bereits im Frühstadium diagnostiziert werden. Dies führt zur Erschwerung der Entscheidung über die Modalitäten und den Zeitpunkt des therapeutischen Vorgehens beim ACN. Die Erfolge neuer Behandlungskonzepte durch die Gamma-knife-Technik [16] oder Radiotherapie, kombiniert mit mikrochirurgischen Methoden [17, 18], basieren auf der inzwischen möglichen Frühdiagnose sowie auf dem pathophysiologischen Verhalten des ACN und der betroffenen labyrinthären Strukturen. Die Melanozyten könnten ein wesentlicher Faktor in diesen Entscheidungsprozess sein im Sinne eines Indikators für den Zellmetabolismus des Innenohres.

Konklusion

Die Melanozyten scheinen beim ACN initial im Sinne eines Reparaturorgans auf Zellebene im Innenohr zu wirken. Das Fehlen von Melanozyten bei kompletter Degeneration im fortgeschrittenen Stadium des ACN ist auf den nun aufgehobenen Zellmetabolismus des Innenohres zurückzuführen. Hieraus folgt, dass das Wissen um ein vermehrtes Auftreten von Melanozyten im Frühstadium neuraler Innenohrerkrankungen eine diagnostische und ggf. auch therapeutische Bedeutung haben könnte, sofern die Möglichkeit der Melanozytenmarkierung oder ihre Aktivierung als Radikalfänger im endolymphatischen Raum bestünde.

Literatur

1 Wittmaack K: Über Markscheidendarstellung und den Nachweis von Markhüllen der Ganglienzellen im Akustikus. Archiv Ohrenheilkunde 1904;105:18–23.
2 Steurer O: Über Beteiligung des inneren Ohres und des Hörnerven bei multipler Neurofibromatosis Recklinghausen, mit besonderer Berücksichtigung der sekundär absteigenden Degeneration des Hörnerven. Z Hals Nasen Ohrenheilkunde 1922;4:124–142.
3 Eckermeier L, Pirsig W, Mueller D: Histopathology of 30 non-operated acoustic Schwannomas. Arch Otorhinolaryngol 1973;204:174–182.
4 Franz P, Aharinejad S, Birbas W: Melanocytes in the Modiolus of the guinea pig cochlea. Acta Otolaryngol (Stockh) 1990;109(3–4):221–227.
5 Schätzle W, Haubrich J: Pathologie des Ohres. Tumoren des Innenohrs; in Doerr W, Seifert G, Uehlinger E (Hrsg): Spezielle Pathologische Anatomie, Bd. 9. Berlin, Springer, 1975, pp 218–223.
6 Matsunaga T, Kanzaki J, Masuda M, Hosada Y: Ultrastructure of the vestibular dark cell area in patients with acoustic neurinoma. ORL J Otorhinolaryngol Relat Spec 1995;57(4):182–188.
7 Mayer zum Gottesberge AM: Physiology and pathophysiology of inner ear melanin. Pigment Cell Res 1988;1:238–249.
8 Cable J, Steel KP: Identification of two types of melanocyte within the stria vascularis of the mouse inner ear. Pigment Cell Res 1991;4:87–101.
9 Sealy RC, Felix CC, Hyde JS, Swartz HM: Structure and reactivity of melanins: Influence of free radicals and metal ions; in Sealy RC (Hrsg): Free Radicals in Biology, Vol. IV, Chapter 7. London, Academic Press, 1980, pp 209–259.
10 Spoendlin H, Schrott A: Quantitative evaluation of the human cochlear nerve. Acta Otolaryngol (Stockh) 1990;470(suppl):61–70.
11 Felix H, Johnsson LG, Gleeson M, Pollak A: Quantitative analysis of cochlear sensory cells and neuronal element in man. Acta Otolaryngol (Stockh) 1990;470(suppl):71–79.
12 Johnsson LG, Felix H, Gleeson M, Pollak A: Observation on pattern of sensorineural degeneration in the human cochlea. Acta Otolaryngol (Stockh) 1990;470(suppl):88–96.
13 Cable J, Steel KP: Combined cochleo-saccular and neuroepithelial abnormalities in the Varitint-waddler J (VaJ) mouse. Hear Res 1998; 123(1–2):125–136.
14 Charabi S, Thomsen J, Tos M: Acoustic neuroma/vestibular schwannoma: Growth in past, at present and in future. Acta Otolaryngol (Stockh) 1998;118:327–332.
15 Tos M, Charabi S, Thomsen J: Incidence of vestibular schwannomas. Laryngoscope 1999; 109(5):736–740.
16 Wiet RJ, Micco AG, Bauer GP: Complications of the gamma knife. Arch Otolaryngol Head Neck Surg 1996;122:414–416.
17 Sekhar LN, Gormley WB, Wright DC: The best treatment for vestibular schwanoma acoustic neuroma): Microsurgery or radiosurgery? Am J Otol 1996;17:676–689.
18 Kondziolka D, Lunsford LD, Mc Laughlin MR, Flickinger JC: Longterm outcomes after radiosurgery for acoustic neuromas. N Engl J Med 1998;339:1426–1433.

Oto·Rhino·Laryngologia NOVA

Otorhinolaryngol Nova 1999;9:98–104

Der Einfluss von Glukokortikoiden bei der Therapie des Hörsturzes

Ch. Alexiou W. Arnold C. Fauser B. Gloddek S. Fuhrmann K. Lamm

Hals-Nasen-Ohren Klinik und Poliklinik, Klinikum rechts der Isar der Technischen Universität, München, Deutschland

Zusammenfassung

In der Therapie des Hörsturzes werden neben mikrozirkulationsfördernden Infusionen auch Glukokortikoide eingesetzt. Das Ziel der vorliegenden Studie ist, die Wirksamkeit von Glukokortikoiden bei der Therapie des Hörsturzes zu überprüfen. Hierzu wurden retrospektiv die prä- und posttherapeutischen Tonschwellenaudiogramme von 603 Patienten mit Hörsturz ausgewertet. 301 Patienten erhielten eine rheologische Therapie ohne Glukokortikoide, 302 Patienten eine mikrozirkulationsfördernde Therapie mit Glukokortikoiden. Die Patienten mit Hörsturz im Tieffrequenz- bzw. mediocochleären Frequenzbereich, welche mit Glukokortikoiden behandelt wurden, zeigten ein signifikant besseres Therapieergebnis im Vergleich zur Patientengruppe, welche keine Glukokortikoide erhielt. Bei Patienten mit Hörsturz im Hochfrequenzbereich konnte kein signifikanter Unterschied in den beiden Patientengruppen gefunden werden.

L'influence des glucocorticoïdes dans le traitement de la perte brutale de l'audition

Dans le traitement de la perte brutale de l'audition (PBA), on utilise également, outre les perfusions stimulant la microcirculation, des glucocorticoïdes. L'objectif de la présente étude consistait à vérifier l'efficacité des glucocorticoïdes dans le traitement de la perte brutale de l'audition. A cet effet, on a procédé à une analyse rétrospective des audiogrammes de seuil d'audition avant et après traitement de 603 patients avec PBA. 301 patients ont reçu un traitement rhéologique sans glucocorticoïdes, 302 patients un traitement microcirculatoire aux glucocorticoïdes. Pour les patients avec PBA dans le domaine des fréquences basses à moyennes traités aux glucocorticoïdes, le résultat thérapeutique était significativement meilleur que dans le groupe traité sans glucocorticoïdes. Chez les patients avec PBA dans le domaine des hautes fréquences, aucune différence significative n'a pu être constatée entre les deux groupes.

Key Words

Sensorineural hearing loss · Glucocorticoids · Intravenous therapy

Influence of Glucocorticoids in the Treatment of Sudden Sensorineural Hearing Loss (SNHL)

Beside blood flow promoting drugs the treatment of sensorineural hearing loss (SNHL) consists of the application of glucocorticoids. The aim of the present study was to investigate the influence of glucocorticoids in the treatment of SNHL. We analysed therefore retrospectively the pre- and posttherapeutic audiograms of 603 patients with SNHL. 301 patients received intravenous therapy with blood flow promoting drugs without glucocorticoids and 302 patients with glucocorticoids. Patients with SNHL in the lower and middle frequencies who received glucocorticoids, showed significantly better recovery of hearing levels compared with the patient group without glucocorticoids. At higher frequencies there was no significant difference.

Einleitung

Nach Schätzungen beläuft sich in den Industrienationen die Inzidenz des Krankheitsbildes «Hörsturz» auf ca. 1 Erkrankung pro 3000 Einwohner pro Jahr [1]. Die Pathogenese der akuten Innenohrfunktionsstörung ist bis jetzt nicht vollständig geklärt. Eine virale Genese [1–4], Mikrozirkulationsstörungen [5], immunpathologische Ursachen [1, 6] und autoimmune Erkrankungen [1, 7, 8] werden diskutiert. Mikrozirkulationsfördernde Infusionen mit und ohne Glukokortikoide sind derzeit Therapie der Wahl. Über die Wirksamkeit von Glukokortikoiden in der Therapie von akuten Hörstörungen liegen nur sehr wenige Mitteilungen vor [9–14].

KARGER

Fax + 41 61 306 12 34
E-Mail karger@karger.ch
www.karger.com

© 2000 S. Karger AG, Basel
1014–8221/99/0094–0098$17.50/0

Accessible online at:
www.karger.com/journals/orn

Dr. med. Christoph Alexiou
Klinikum rechts der Isar, Hals-Nasen-Ohren Klinik und Poliklinik
Ismaningerstrasse 22
D–81675 München (Deutschland)
Tel. +49 89 4140 2370, Fax +49 89 4140 4853

Tabelle 1. Gegenüberstellung der Therapien bei 603 Patienten mit Hörsturz, behandelt von 1986 bis 1998

301 Patienten (Therapie 14–16 Tage)	302 Patienten (Therapie 8–10 Tage)
Vitamin A + E 3 × /die (Rovigon® G Dragees, Roche-Nicholas, Eppstein-Bremthal, Deutschland)	Prednisolon 0, 25–1g i.v. 1 × /die für 3 Tage (Prednisolon-21-hydrogen-succinat, Solu-Decortin H®, Merck, Darmstadt, Deutschland)
Vitamin B Komplexe 3 × /die (Polybion forte® N Dragees, Merck, Darmstadt, Deutschland)	Vitamin B Komplexe 3 × /die (Polybion forte® N Dragees, Merck, Darmstadt, Deutschland)
NaCl (500 ml) mit Pentoxifyllin (Marion-Roussel, Bad Soden, Deutschland) 1. Tag 100 mg 2. Tag 200 mg 3. Tag und folgende 300 mg oder HAES 6% (500 ml) i.v. 1 × /die	NaCl (500 ml) mit Pentoxifyllin (Marion-Roussel, Bad Soden, Deutschland) 1. Tag 100 mg 2. Tag 200 mg 3. Tag und folgende 300 mg oder HAES 6% (500 ml) i.v. 1 × /die

Ziel dieser Studie ist, die Wirksamkeit von Glukokortikoiden bei der Behandlung des Hörsturzes anhand einer retrospektiven Auswertung von Therapieergebnissen bei 603 Patienten zu überprüfen.

Material und Methoden

Definition des Krankheitsbildes «Hörsturz»

Ohne erkennbare exogene oder endogene Ursache plötzlich auftretende, meist einseitige Schallempfindungs-Schwerhörigkeit oder Ertaubung. Gleichzeitig können auch Ohrgeräusche und/oder Druckgefühl im Ohr und/oder subjektiver Schwindel bestehen.

Einschlusskriterien für die Studie

- bei allen Patienten trat der Hörverlust plötzlich und ohne erkennbare Ursache auf
- der Hörverlust betrug 30 dB und mehr und betraf mindestens zwei Frequenzen in der Tonaudiometrie
- der Therapiebeginn erfolgte innerhalb der ersten 7 Tage nach Auftreten des Hörverlustes
- auf dem betroffenen Ohr lag keine vorbestehende Schwerhörigkeit vor und es handelte sich um ein Erstereignis

Ausschlusskriterien

- Rezidivhörsturz
- Therapiebeginn länger als 7 Tage nach Auftreten des Hörverlustes
- voroperierte Ohren
- eine vorbestehende Schwerhörigkeit

Studiendesign

In einer retrospektiven Analyse wurden die Tonschwellenaudiogramme (vor und nach Therapie) von 603 Patienten mit der Diagnose Hörsturz, die in den Jahren 1986–1998 in unserer stationären Behandlung waren, ausgewertet. Das gesamte Patientenkollektiv wurde in 2 Studiengruppen eingeteilt:

Studiengruppe 1 (STG-1): 301 Patienten (1986–1991) erhielten stationär eine rheologische Therapie *ohne Glukokortikoide.* Diesen Patienten wurden über 14–16 Tage intravenöse (i.v.) Gaben von jeweils 500 ml NaCl (physiologische Natriumchloridlösung) mit dem Zusatz von Pentoxifyllin 100 mg (Trental® 1 Ampulle mit 5 ml = 100 mg Pentoxifyllin, Marion-Roussel, Bad Soden, Deutschland) in aufsteigender Dosierung (1. Tag 5 ml, 2. Tag 10 ml, 3. Tag und folgende jeweils 15 ml) bzw. 500 ml HAES-steril® 6% (Hydroxyethylstärke, Fresenius-AG, Bad Homburg, Deutschland) pro Tag appliziert, verbunden mit der oralen Gabe von Vitaminen A und E (Rovigon® G Dragees, zweimal täglich, Roche-Nicholas, Eppstein-Bremthal, Deutschland) und Vitamin B Komplexen (Polybion forte® N Dragees, dreimal täglich, Merck, Darmstadt, Deutschland) (Tabelle 1).

Studiengruppe 2 (STG-2): 302 Patienten (1992–1998) erhielten stationär eine rheologische Therapie *mit Glukokortikoiden.* Diesen Patienten wurden in den ersten drei Tagen Prednisolon (Prednisolon-21-hydrogen-succinat, Solu-Decortin H®, Merck, Darmstadt, Deutschland) in Dosen von 500 mg bis 1000 mg pro Tag intravenös appliziert (nur vereinzelt, z.B. bei Diabetikern wurden 250 mg täglich gegeben). Zur Magenschleimhautprotektion erhielten sie für 4–5 Tage Ranitidin 150 mg oral (Sostril® 150 mg Tabletten, 2 mal täglich, Cascan/Cascapharm, Hamburg, Deutschland). In ausgewählten Fällen, d.h. vor allem bei fehlender Hörverbesserung, persistierendem Tinnitus und Druckgefühl wurden die Glukokortikoide nach intravenöser Gabe oral verabreicht (orales Glukokortikoidschema beginnend mit 100 mg Decortin H®, Merck) absteigend für 16 Tage, ebenfalls mit Magenprotektion. Insgesamt wurde bei 52% der Patienten (n = 157) dieses Schema zusätzlich verabreicht. Darüber hinaus erhielten die Patienten parallel zur Glukokortikoidgabe über 8–10 Tage intravenöse (i.v.) Gaben von jeweils 500 ml NaCl (physiologische Natriumchloridlösung) mit dem Zusatz von Pentoxifyllin (Trental® 1 Ampulle mit 5 ml = 100 mg Pentoxifyllin, Marion-Roussel) in aufsteigender Dosierung (1. Tag 5 ml, 2. Tag 10 ml, 3. Tag und folgende jeweils 15 ml) bzw. 500 ml HAES-steril 6% (Hydroxyethylstärke, Fresenius-AG) pro Tag und Vitamin B Komplexe (Polybion forte® N Dragees, dreimal täglich oral, Merck) (Tabelle 1).

Operative Intervention

Bei 1,2% der Patienten (n = 7) trat eine vollständige Ertaubung auf einem Ohr auf. Aufgrund dieses fulminanten Hörverlustes führten wir eine Tympanoskopie am betreffenden Ohr durch, um zu überprüfen, ob eine Ruptur des runden Fensters des Innenohrs bestand.

Subjektive Parameter

Die Patienten wurden bei Aufnahme und bei Entlassung nach der Qualität bzw. Quantität von Ohrgeräuschen, nach einem Druckgefühl im Ohrbereich und einem subjektiven Schwindelerlebnis befragt.

Tabelle 2. Nebenwirkungen während der Therapien bei STG-1 und STG-2

Nebenwirkungen	Gesamtzahl	STG-1 (ohne Glukokortikoide)	STG-2 (mit Glukokortikoiden)
Kopfschmerzen	18	8	10
Intermittierender Blutdruckanstieg	29	16	13
Hautrötung (v.a. im Gesichtsbereich)	19	5	14
Blutglukoseanstieg	22	3	19
Prednisolonallergie	1		1

Tabelle 3. Subjektive Parameter vor und nach Therapie bei STG-1 und STG-2

	STG-1 (ohne Glukokortikoide)	STG-2 (mit Glukokortikoiden)
Begleitsymptom Tinnitus bei Aufnahme	78% (n = 234)	81% (n = 248)
Sistieren oder deutliche Besserung des Tinnitus	71% (n = 165)	75% (n = 186)
Keine Besserung des Tinnitus	29% (n = 69)	25% (n = 62)

Prätherapeutische Laborparameter

Bei stationärer Aufnahme erfolgte bei allen Patienten eine Untersuchung der Serumwerte (Natrium, Kalium, GOT, GPT, PChe, Eiweiss, CRP [C-Reaktives Protein]), des Gerinnungsstatus (Quick, PTT), des Blutbildes (Hämoglobin, Hämatokrit, Erythrozyten, Leukozyten) und des Blutkörperchensenkungsstatus (BKS).

Audiometrische Parameter

Zur Überprüfung der cochleo-vestibulären Funktion wurden folgende Untersuchungen durchgeführt:

- Tonschwellenaudiogramm (Frequenzbereiche 250 bis 8000 Hz), Sprachaudiogramm
- Tympanogramm
- Stapediusreflexe
- BERA (Brain evoked response audiometry) 10–14 Tage nach Auftreten des Hörverlustes
- Elektronystagmographie (ENG).

Zur Kontrolle des Therapieverlaufs erfolgten alle 3 Tage audiometrische Untersuchungen (Tonschwellenaudiogramme), die über den gesamten Beobachtungsszeitraum (1986–1998) immer vom gleichen Untersuchungsteam durchgeführt wurden.

Datenerfassung und statistische Analyse

Mit Hilfe eines von den Autoren konzipierten Datenprogramms wurden die Anamnesen (in Kurzform), die Tonschwellenaudiogramme, die Blutanalysen und HNO-relevante Untersuchungsergebnisse (BERA, Vorliegen eines Tinnitus etc.) der 603 Patienten aufgenommen. Die statistische Erfassung erfolgte mit Hilfe des SPSS-Programms (Statistikprogramm für die Sozialwissenschaften) [15]. Mit dem Mann-Whitney U Test for unpaired samples wurden die Mittelwerte des absoluten Hörgewinns in dB hearing level (HL) der beiden Studiengruppen verglichen. Die Tonschwellenaudiogramme vor Therapie und am Ende der Behandlung wurden den Berechnungen zu Grunde gelegt. p-Werte $< 0,05$ wurden als statistisch signifikant gewertet. Das Institut für medizinische Statistik und Epidemiologie der Technischen Universität München (Direktor Professor Dr. A. Neiß) beriet uns bei der Auswertung der Daten.

Resultate

603 Patienten mit der Diagnose Hörsturz, die von 1986–1998 in unserer stationären Behandlung waren, wurden in unsere Studie aufgenommen. 301 Patienten (1986–1991) erhielten eine rheologische Therapie ohne Glukokortikoide, 302 Patienten eine Infusionstherapie mit Glukokortikoiden. Alle Patienten hatten eine akute Hörminderung im Sinne der oben genannten Definition. In 96% der Fälle handelte es sich um einen einseitigen und in 4% um einen beidseitigen akuten Hörverlust. Das Durchschnittsalter der Studiengruppe 1 (1986–1991) betrug 49 ± 16 Jahre. In dieser Gruppe waren insgesamt 47% Frauen und 53% Männer (141 Frauen und 160 Männer) betroffen. Diese Daten sind vergleichbar mit denen der Studiengruppe 2, bei der das Durchschnittsalter 47 ± 15 Jahre war und bei der insgesamt 44% Frauen und 56% Männer (132 Frauen und 170 Männer) betroffen waren. Die durchschnittliche Dauer vom Eintreten des Hörverlustes bis zur Konsultation in unserer Klinik betrug im Mittel bei beiden Studiengruppen 5 Tage.

Nebenwirkungen

Folgende Nebenwirkungen wurden in den beiden Studiengruppen (STG) während der Therapie beobachtet (Tabelle 2).

Subjektive Parameter

Tinnitus war ein häufiges Begleitsymptom und trat in der Studiengruppe 1 (STG-1) bei 78% (n = 234) und in der zweiten Studiengruppe (STG-2) bei 81% (n = 248) auf (Tabelle 3). 28% der Patienten (n = 174, STG-1 und STG-2) gaben parallel zum Auftreten des Hörsturzes auch

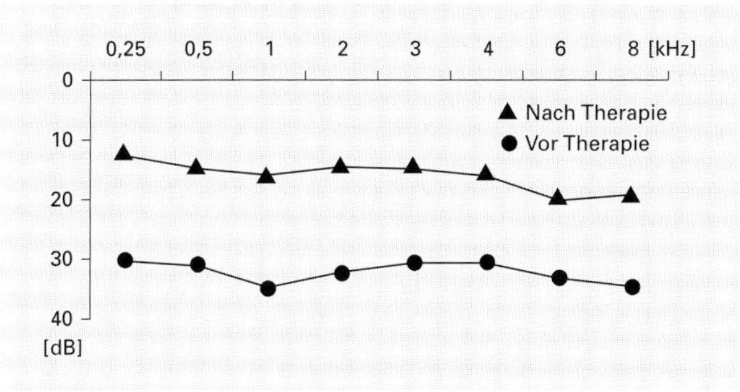

Abb. 1. Mittelwerte der Schwellenanhebung im Tonaudiogramm in dB STG-1 ohne Glukokortikoide (n = 301).

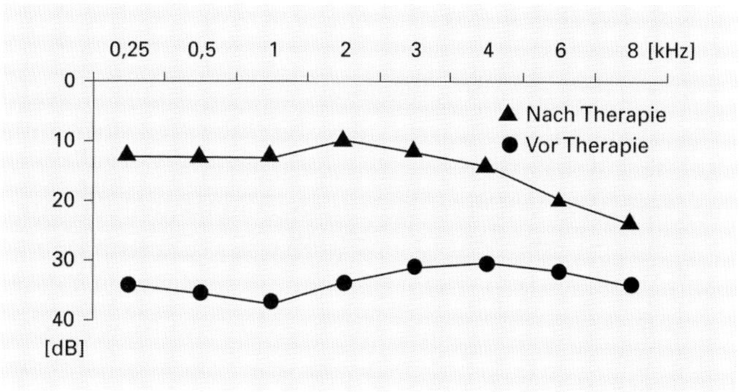

Abb. 2. Mittelwerte der Schwellenanhebung im Tonaudiogramm in dB STG-2 mit Glukokortikoiden (n = 302).

einen Schwindel an, der sich bei beiden Gruppen unter Therapie besserte.

Audiometrische Parameter

Abbildung 1 zeigt die Mittelwerte der Audiogramme bei Aufnahme und die Schwellenanhebung im Tonaudiogramm in dB bei Entlassung der Studiengruppe 1 (STG-1, n = 301, *Therapie ohne Glukokortikoide*). Die Tonschwellenaudiogramme der Patienten bei Aufnahme und bei Entlassung dienten zur Beurteilung des Therapieverlaufs. Nach der Therapie konnte in der STG-1 im Mittel ein Hörgewinn in den Frequenzbereichen 250, 500 und 1000 Hz von 17,6 dB HL, bei 2000 bis 4000 Hz von 16,0 dB HL und bei 6000 bis 8000 Hz von 14,2 dB HL erreicht werden (Abb. 3).

In der Abbildung 2 werden die Mittelwerte der Audiogramme bei Aufnahme und die Schwellenanhebung im Tonaudiogramm in dB bei Entlassung der Studiengruppe 2 (STG-2, n = 302, *Therapie mit Glukokortikoiden*) dargestellt. Nach der Therapie konnte in der STG-2 im Mittel ein Hörgewinn in den Frequenzbereichen 250, 500 und 1000 Hz von 23,7 dB HL, bei 2000 bis 4000 Hz von 20,3 dB HL und bei 6000 bis 8000 Hz von 11,7 dB HL erreicht werden (Abb. 3).

Der absolute Hörgewinn im Tonaudiogramm nach Therapie in dB HL ist in Abbildung 3 für beide Studiengruppen dargestellt. Angegeben sind die Mittelwerte der Hörverbesserungen in db HL für die Frequenzbereiche 250 bis 8000 Hz. In den Tiefton- bzw. mediocochleären Frequenzbereichen ist der absolute Hörgewinn in der Studiengruppe 2 (Therapie mit Glukokortikoiden) signifikant höher als in der STG-1 (250 Hz, p < 0,05; 500 Hz, p < 0,01; 1000 Hz, p < 0,02; 2000 Hz, p < 0,01). Im Frequenzbereich 3000 und 4000 Hz ist ebenfalls ein grösserer Hörgewinn in der STG-2 nach Therapie festzustellen, dieser ist jedoch nicht signifikant (3000 Hz, p < 0.09; 4000 Hz, p < 0.4). Bei 6000 Hz ergibt sich kein Unterschied zwischen den Gruppen (6000 Hz, p < 0.65), wohingegen bei 8000 Hz ein grösserer Hörgewinn in der STG-1 (Therapie ohne Glukokortikoide) zu verzeichnen ist, der jedoch ebenfalls nicht signifikant ist (8000 Hz, p < 0.13). Bei etwa einem Drittel der Patienten (STG-1 36% und STG-2 30%) restituierte sich das Hörvermögen zum Ausgangsniveau (± 10 dB HL).

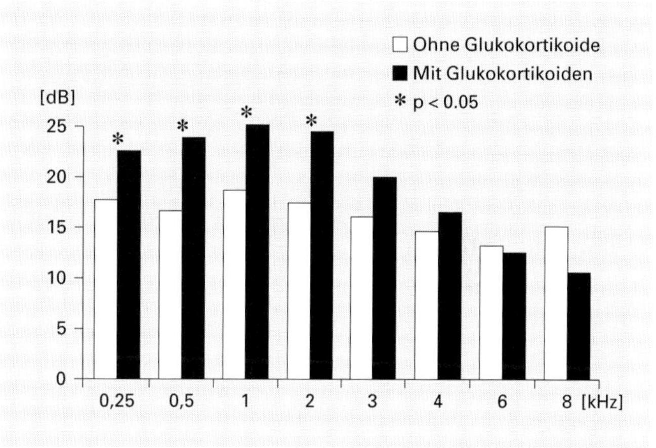

Abb. 3. Absoluter Hörgewinn im Tonaudiogramm der beiden Therapiegruppen in dB HL (Hearing level). Die Sternchen markieren das Signifikanzniveau (p < 0.05).

Insgesamt wurden bei 7 Patienten (1, 2%) eine Tympanoskopie durchgeführt (STG-1: n = 2, STG-2: n = 5). Eine Ruptur der Membran des runden Fensters konnte in einem Fall festgestellt werden und wurde mit Bindegewebe abgedichtet.

28% der Patienten (n = 174) hatten parallel zum Auftreten des Hörsturzes auch Schwindel. Bei 65% dieser Patienten (n = 113) konnte mittels ENG-Untersuchung (Elektronystagmographie) eine Unterfunktion auf dem vom Hörsturz betroffenen Ohr nachgewiesen werden.

Diskussion

Die zellulären Wirkungen der Glukokortikoide basieren zum einen auf genomischen Effekten (d.h. mit Hilfe der DNS des Zellkerns), die innerhalb von 1–2 h eintreten, und zum anderen auf nicht-genomischen Effekten (d.h. ohne Einbeziehung des Zellkerns), die nur wenige Minuten benötigen und vor allem bei sehr hohen Dosen eintreten [16, 17]. In jeder Körperzelle sind Kortikoidrezeptoren, die Typ I Glukokortikoidrezeptoren und die Typ II Mineralokortikoidrezeptoren, exprimiert. Beide Typen wurden auch in cochleären und vestibulären Geweben von Säugetieren nachgewiesen [18, 19]. Wenn die intrazellulären Glukortikoidrezeptoren aktiviert werden, führt dies zu einer Veränderung der Transkription und Expression spezifischer Gene, wodurch die Synthese von Entzündungsmediatoren gehemmt wird. Dieser Vorgang ist für die antientzündliche Wirkung der Glukokortikoide verantwortlich. Darüber hinaus beeinflussen Glukokortikoide den Kohlenhydrat- und Proteinmetabolismus und verändern die physikochemischen Eigenschaften von Zellmembranen im Sinne einer Membranstabilisierung und verminderten Permeabilität für Kationen (nicht-genomische Effekte von Glukokortikoiden). Schliesslich regulieren Glukokortikoide auch die zelluläre Osmolarität, da sie auch von den Typ II Mineralokortikoidrezeptoren gebunden werden, wodurch das Enzym Na,K-ATPase aktiviert wird [20]. Dieses Enzym wurde an der Basis der äusseren und inneren Haarzellen, in Hörnervenfasern und in Spiralganglienzellen von Säugetieren nachgewiesen [21, 22]. Eine Aktivierung dieses Enzyms durch Prednisolon könnte sich positiv auf gestörte intra- und extrazelluläre Osmolaritäten, elektrochemische Gradienten und neuronale Aktivitäten auswirken, die bei lärmbedingten zellulären und funktionellen cochleären Schäden diskutiert werden.

Der Hörsturz, der meist aus voller Gesundheit auftritt, bedeutet für den betroffenen Patienten ein dramatisches Ereignis, welches ihn in einer seiner wichtigsten Sinnesempfindungen beeinträchtigt und somit seine Lebensqualität deutlich einschränkt. Störungen der Innenohrfunktion sind nicht lebensbedrohlich, dennoch können aufgrund der eintretenden Kommunikationsstörung die beruflichen und sozialen Auswirkungen sehr einschneidend sein. In der Vergangenheit wurde immer wieder berichtet, dass die Applikation von Glukokortikoiden in der Therapie des Hörsturzes einen positiven Einfluss auf den zu erwartenden Hörgewinn hat. So zeigten Wilson et al. [9] in einer zweigeteilten Doppelblindstudie bei einem Patientenkollektiv von 67 Patienten (33 Patienten erhielten Methylprednisolon bzw. Dexamethason in absteigender Dosierung und 34 Patienten ein Plazebopräparat), dass bei 61% der Patienten in der Steroidgruppe und nur bei 32% in der Plazebogruppe eine Hörverbesserung eintrat. 1984 publizierten Moskowitz et al. [10], dass bei insgesamt 36 Patienten mit Hörsturz (27 erhielten Glukokortikoide, 9 Patienten keine Glukokortikoide) eine Besserung des Hörvermögens bei 89% in der Steroidgruppe und nur bei 44% in der allerdings zu kleinen Kontrollgruppe zu beobachten war. Einen positiven Effekt der Glukokortikoide bei der Hörsturztherapie beschrieben auch Veldmann et al. [11], Stokroos et al. [12] und Vischer und Arnold [13], die daraufhin den Begriff der «Kortisonsensiblen Innenohrschwerhörigkeit» formulierten. Einen signifikanten hörverbessernden Effekt mittels Glukokortikoidtherapie (i.e. Prednisolon) konnten wir vor kurzem auch in Experimenten bei Meerschweinchen mit akutem Lärmtrauma nachweisen [14].

Einen limitierenden Faktor für die Bewertung des Einflusses von Glukokortikoiden bei der Therapie des Hörsturzes stellte jedoch immer die geringe Fallzahl in den Studiengruppen dar, die sich zumeist zwischen 30 und 143 Patienten bewegten und keine entsprechend grossen Kontrollgruppen aufwiesen [23].

In der vorliegenden Studie mit insgesamt 603 Patienten gelang es nachzuweisen, dass die Gabe von Glukokortikoiden (Prednisolon-21-hydrogen-succinat, Solu-Decortin H®, Merck) zu einer signifikanten Hörverbesserung vor allem im Tiefton- und mediocochleären Bereich führt, im Vergleich zu einer alleinigen rheologischen Therapie (Abb. 3). Die beiden Studiengruppen waren in Bezug auf Alters- und Geschlechtsverteilung vergleichbar und die akute Hörminderung trat häufiger auf dem linken Ohr (53%) auf, wie es bereits von Michel beschrieben wurde [24].

Eine besondere Bedeutung kommt jedoch bei allen Hörsturzstudien der sogenannten Spontanremission zu, die von Schuknecht et al. [2] zwischen 40 und 60% angegeben wird und von Weinaug [25] bei einem Patientenkollektiv von 63 Patienten mit bisher nicht bestätigten 68% (vollständige Rückbildung des Hörvermögens) bzw. 89% (Besserung des Hörvermögens) beschrieben wurde. Da die STG-1 und STG-2 in Fallzahl, Alters- und Geschlechtsverteilung etc. vergleichbar sind, ist auch von einer vergleichbaren Spontanremissionsrate in beiden Kollektiven auszugehen, weshalb die signifikante Hörverbesserung in STG-2 nur durch die Glukokortikoide bedingt sein kann. Darüber hinaus ist es medizinisch-ethisch fragwürdig einem Hörsturzpatienten eine Therapie, auch wenn sie wie viele andere notwendige Therapien auch keinen sicheren Erfolg verspricht, zu verwehren. Ferner wird niemand dem Betroffenen voraussagen können, dass er zu der Gruppe gehören wird, die durch Spontanremission geheilt wird. Zu bemerken ist auch, dass z.B. die akute Angina, der Herzinfarkt oder andere entzündliche oder vaskulär bedingte gesundheitsgefährdende Erkrankungen eine Spontanremission zeigen können, ohne dass man auf die Idee käme einen Therapieversuch zu unterlassen.

Für die Genese des Hörsturzes werden immer wieder auch cochleäre Mikrozirkulationsstörungen [5] und auch Änderungen der Blutviskosität [26] postuliert. Bei allen Patienten dieser Studie wurde bei Aufnahme ein komplettes Blutprofil einschliesslich Blutkörperchensenkungsgeschwindigkeit (BKS) bestimmt. Die Auswertung ergab, dass im Vergleich zu Normalpersonen, der Hämatokritwert und der Hämoglobinwert, die BKS-Werte, die Anzahl der Leukozyten und Erythrozyten sowie die Elektrolytwerte keine pathologischen Abweichungen zeigten.

Eine Veränderung des Gerinnungsstatus bei Hörsturzpatienten, wie es von Mattucci et al. [27] beschrieben wurde, konnte in beiden Studiengruppen nur marginal gesehen werden. So betrug der Mittelwert der partiellen Thromboplastinzeit (PTT) bei den Patienten beider Gruppen 25,5 Sekunden (Normbereich: 26–37 Sekunden). Der Mittelwert der Thromboplastinzeit (Quickwert) betrug 99% (Normbereich: 70–120%).

Während der Therapie mit Glukokortikoiden traten bei 57 Patienten (18,9%) Nebenwirkungen wie Blutzuckeranstieg, Blutdruckanstieg und passagere Hautrötungen auf. Nach Ende der Therapie bildeten sich diese Veränderungen jedoch alle vollständig zurück. Bei Anstieg des Blutzuckers erhielten die Patienten unter internistischer Kontrolle passager Altinsulin subkutan injiziert (Actrapid®, Novo Nordisk Pharma, Mainz, Deutschland). Patienten mit manifestem Diabetes (n = 21) erhielten, unter engmaschiger Blutzuckerkontrolle, für die ersten 3 Tage nur 250 mg Solu-Decortin H® (SDH).

29 Patienten (4,8%) hatten während der Therapie intermittierend einen Blutdruckanstieg, der auf die Applikation der Rheologika (500 ml Ringer/Pentoxifyllin bzw. 500 ml HAES-steril 6%) zurückzuführen ist. Herzrhythmusstörungen traten bei keinem Patienten der Studiengruppen auf. Als seltene Nebenwirkung der Prednisolonapplikation ist die allergische Reaktion zu erwähnen, die nur bei einem Patienten der STG-2 auftrat und mit antiallergischer Therapie (H_1- und H_2-Rezeptorblockern, Calcium und Flüssigkeitszufuhr) beherrschbar war [28].

Kontraindikationen für die Glukokortikoidgabe stellten ein frisches Magenulkus, eine manifeste Linksherzinsuffizienz, eine Niereninsuffizienz und eine floride bakterielle Infektion dar. Die Schwangerschaft stellt prinzipiell keine Kontraindikation dar, im Einzelfall sollte jedoch immer mit einem Gynäkologen Rücksprache genommen werden [29].

Da es sich beim Hörsturz um ein akutes und oftmals für den Patienten dramatisches Ereignis handelt, haben wir ursprünglich bei der Hörsturztherapie in Anlehnung an die hochdosierte Stoss- (auch 'Pulse'-) Kortikoidtherapie anderer Fachdisziplinen (Neurologie, Transplantationsmedizin etc.) ähnlich hohe Dosen (1000 mg/die) appliziert. Bührer et al. [30] konnte an Patienten zeigen, dass nach intravenöser Gabe von Prednisolon die Konzentration im Liquor nur etwa ein Drittel der korrespondierenden Plasmakonzentration betrug. In unserer Klinik durchgeführte Konzentrationsmessungen von Prednisolon in der Perilymphe des Menschen nach definierter intravenöser Applikation von Solu-Decortin H® vor und während operativer Eingriffe am Innenohr kommen zu ähnlichen Ergebnissen (unveröffentlichte Daten). Nach intravenöser Applikation von Methylprednisolon fanden Parnes et al. [31] nach einer Stunde in der Perilymphe von Meerschweinchen etwa ein Sechstel der entsprechenden Plasmakonzentration. Diese Studien rechtfertigen die hohen Dosen für die vorliegende Hörsturztherapie, um wirksame Kortikoidspiegel im Innenohr zu erreichen.

Neuere Studien haben jedoch gezeigt, dass mit etwa 300 mg Prednisolon alle Kortikoidrezeptoren des Körpers besetzt sind [32].

Aufgrund des derzeitigen Wissenstandes applizieren wir deshalb bei Hörsturzpatienten während der ersten 3 Tage des stationären Aufenthaltes intravenös jeweils 500 mg Prednisolon-21-hydrogen-succinat (Solu-Decortin H®, Merck, Darmstadt (Deutschland) verbunden mit Magenprotektion (H_2-Rezeptorblocker).

Zusammenfassung

Aus unserer Sicht ist die Applikation von Glukokortikoiden bei der Therapie des Hörsturzes dringend zu empfehlen. Dies gilt insbesondere für Patienten mit akuter Hörminderung im Tiefton- bzw. Mitteltonbereich. Die Ergebnisse unserer retrospektiven Analyse sollten in einer prospektiven, randomisierten Multizenterstudie bestätigt werden.

Danksagung

Die Autoren danken der Margarete Ammon Stiftung, München, für die gewährte Unterstützung bei dieser Studie und Herrn Michael Hennig, Institut für medizinische Statistik und Epidemiologie der TU-München (Direktor Prof. A. Neiß) für die statistische Beratung bei der Auswertung der Daten.

Literatur

1 Arnold W, Ganzer U (Hrsg): Checkliste Hals-Nasen-Ohrenheilkunde, 2. Aufl. Stuttgart, Thieme 1997, pp 157–158.

2 Schuknecht HF, Benitez J, Beekhuis J, Igarashi M, Singleton G, Ruedi L: The pathology of sudden deafness. Laryngoscope 1962;72:1142–1157.

3 Schuknecht HF (Hrsg): Pathology of the Ear, 2. Aufl. Philadelphia, Lea & Febiger, 1993, pp 235–242.

4 Friedmann I, Arnold W (Hrsg): Pathology of the Ear, 1. Aufl. Edinburgh, Churchill Livingstone, 1993, pp 551–567.

5 Kimura RS: Animal models of inner ear vascular disturbances. Am J Otolaryngol 1986;7:130–139.

6 Arnold W, Altermatt H, Gebbers JO, Pfaltz CR: Zur Frage der Immunpathologie des Innenohrs. Laryngol Rhinol Otol 1985;64:1–8.

7 Gloddek B, Gloddek J, Arnold W: Induction of an inner ear specific autoreactive T-cell line for the diagnostic evaluation of an autoimmune disease of the inner ear. Ann NY Acad Sci 1997;830:260–276.

8 Arnold W: Systemic autoimmune diseases associated with hearing loss. Ann NY Acad Sci 1997;830:187–202.

9 Wilson WR, Byl FM, Laird N: The efficacy of steroids in the treatment of idiopathic sudden hearing loss. Arch Otolaryngol 1980;106:772–776.

10 Moskowitz D, Lee KJ, Smith HW: Steroid use in idiopathic sudden sensorineural hearing loss. Laryngoscope 1984;94:664–666.

11 Veldmann JE, Hanada T, Meeuwsen F: Diagnostic and therapeutic dilemmas in rapidly progressive sensorineural hearing loss and sudden deafness. Acta Otolaryngol (Stockh.) 1993;113:303–306.

12 Stokroos RJ, Albers FWJ, Tenvergert EM: Antiviral treatment of idiopathic sudden sensorineural hearing loss: A prospective, randomized, double-blind clinical trial. Acta Otolaryngol (Stockh.) 1998;118:488–495.

13 Vischer M, Arnold W: Kortisonsensible Innenohrschwerhörigkeit. Otorhinolaryngol Nova 1991;1:75–79.

14 Lamm K, Arnold W: The effect of prednisolone and non-steroidal anti-inflammatory agents on the normal and noise-damaged guinea pig inner ear. Hear Res 1998;115:149–161.

15 Beutel P, Küffner H, Schubö W (Hrsg): SPSS 8, Statistikprogrammsystem für die Sozialwissenschaften, 3. Aufl. Stuttgart, Fischer, 1980.

16 Buttgereit F, Dimmeler S, Neugebauer E, Burmester GR: Wirkungsmechanismen der hochdosierten Glukokortikoidtherapie. Dtsch Med Wschr 1996;121:248–254.

17 Kaiser H, Kley HK: Cortisontherapie, 10. Aufl. Stuttgart, Thieme, 1997, pp 19–21.

18 Erichsen S, Bagger-Sjöbäck D, Curtis L, Zuo J, Rarey KE, Hultcrantz M: Appearance of glucocorticoid receptors in the inner ear of the mouse during development. Acta Otolaryngol (Stockh.) 1996;16:721–725.

19 Furuta H, Mori N, Sato C, Hosawata H, Sakai S, Iwakura S, Doi K: Mineralcorticoid type I receptor in the rat cochlea mRNA identification by polymerase chain reaction and in situ hybridization. Hear Res 1994;78:175–180.

20 Pitovski DZ, Drescher MJ, Kerr TP, Drescher DG: Aldosterone mediates an increase in [^{3}H]ouabain binding at Na,K-ATPase sites in the mammalian inner ear. Brain Res 1993;601:273–278.

21 Zuo J, Curtis L, Yao X, ten Cate WJF, Rarey K: Expression of Na,K-ATPase α- and β-isoforms in the neonatal rat cochlea. Acta Otolaryngol (Stockh.) 1995;115:497–503.

22 Erichsen S, Zuo J, Curtis L, Rarey K, Hultcrantz M: Na,K-ATPase α- and β-isoforms in the developing cochlea of the mouse. Hear Res 1996;100:143–149.

23 Michel O: Der Hörsturz, 1. Aufl. Stuttgart, Thieme, 1994, pp 106–108.

24 Michel O: Der Hörsturz, 1. Aufl. Stuttgart, Thieme 1994, pp 73–75.

25 Weinaug P: Die Spontanremission beim Hörsturz. HNO 1984;32:346–351.

26 Ciuffetti G, Scardazza A, Serafini G, Lombardini R, Manarino E, Simoncelli C: Whole-blood filterability in sudden deafness. Laryngoscope 1991;101:65–67.

27 Mattucci KF, Bachoura L: Sudden hearing loss: Ten years experience. Bull NY Acad Med 1982;58:464–470.

28 Alexiou Ch, Kau RJ, Luppa P, Arnold W: Allergic reactions after systemic administration of glucocorticosteroid therapy. Arch Otolaryngol Head Neck Surg 1998;124:1260–1264.

29 Stennert E: Bell's palsy – A new concept for treatment. Arch Otololaryngol 1979;225:265–268.

30 Bührer M, Frey FJ, Frey BM: Prednisolone concentrations in cerebrospinal fluid after different prednisolone prodrugs. Br J Pharmacol 1991;31:111–113.

31 Parnes LS, Sun AH, Freemann DJ: Corticosteroids pharmacokinetics in the inner ear fluids: An animal study followed by clinical application. Laryngoscope 1999;109 (Suppl.): 1–17.

32 Kaiser H, Kley HK: Cortisontherapie, 10. Aufl. Stuttgart, Thieme, 1997, pp 109–110.

Oto-Rhino-Laryngologia NOVA
Otorhinolaryngol Nova 1999;9:105–114

Results of Pediatric Cochlear Implantation Compared with Results Obtained with Hearing Aids

Jan Kiefer[a] Thomas Pfennigdorff[a] Anja Spelsberg[a] Volker Gall[b] Gottfried Diller[c] Christoph von Ilberg[a]

[a]Klinik für Hals-Nasen-Ohrenheilkunde, und [b]Klinik für Phoniatrie und Pädaudiologie, Johann-Wolfgang-Goethe-Universität, Frankfurt, und [c]Cochlear Implant Centrum Rhein-Main, Friedberg, Deutschland

Key Words
Cochlear implants · Hearing aids · Speech understanding · Hearing loss · Children

Abstracts

Objectives: The performance of cochlear implanted children was evaluated in comparison with results of children wearing hearing aids. ***Patients and Methods:*** 88 cochlear implanted children were included in this study. Onset of deafness was prelingual (except 1 perilingual), mean age at implantation was 5.4 years (range 1–17.2), preoperative pure tone average (PTA) ranged from 130 to 83 dB HL in the better ear with a mean value of 110.5 dB HL. The hearing aid group consisted of 34 children with prelingual onset of hearing loss. PTA ranged from 122 to 46 dB HL, mean age at test was 5.3 years (range 1.3–15.4). The 'Frankfurt Functional Hearing Test' was used for evaluation. Based on the results of the hearing aid group, predicted performance with hearing aids was calculated individually for all cochlear implanted children and compared to the actual results with cochlear implants. ***Results and Conclusions:*** Results of cochlear implanted children improved steadily after implantation, progressing from a compound score of 22% prior to implantation to 72.2% after 4–9 years. Actual performance with cochlear implants was significantly better than predicted values with hearing aids. Children implanted prior to age 6 showed a greater benefit and faster improvements after implantation than children implanted later. The performance of children implanted beween age 2 and 4 was equivalent to the mean performance of children with hearing loss of 70–85 dB wearing hearing aids.

Ergebnisse der Cochlea-Implantation bei Kindern im Vergleich zu Ergebnissen mit Hörgeräten

Fragestellung: In dieser Studie wurden die Ergebnisse nach Cochlear Implantation von Kindern mit den Ergebnissen einer Gruppe von Hörgeräte-versorgten Kindern verglichen. ***Patienten und Methoden:*** 88 Cochlea-implantierte Kinder wurden in die Studie aufgenommen. Das mittlere Implantationsalter betrug 5,4 Jahre (Spanne 1,0–17,2), die Taubheit trat prälingual ein, nur ein Kind ertaubte perilingual. Der mittlere präoperative Hörverlust im Tonaudiogramm betrug 110,5 dB HL (Spanne 130–83 dB HL). Die Gruppe der Hörgeräte-versorgten Kinder umfasste 34 Kinder mit einem Hörverlust des besseren Ohres von 46 bis 122 dB HL und einem mittleren Testalter von 5,3 Jahren (Spanne 1,3–15,4). Die Messungen wurden mit dem Frankfurter funktionellen Hörtest durchgeführt. Auf der Basis der Ergebnisse mit Hörgeräten wurde für jedes Cochlea-implantierte Kind ein Vorhersagewert mit Hörgeräten errechnet und mit dem aktuell mit CI erreichten Ergebnis verglichen. ***Ergebnisse:*** Die mit Cochlea-Implantat erreichten Ergebnisse lagen signifikant über den vorhergesagten Werten mit Hörgeräten. Sie stiegen von einem präoperativen Gesamtergebnis von 22% auf 72% nach 4–9 Jahren an. Dabei zeigten Kinder, die vor Abschluss des 6. Lebensjahres implantiert wurden, einen rascheren Anstieg und grösseren Gewinn nach Implantation als Kinder, die später implantiert wurden. Die Ergebnisse von Kindern, die zwischen 2 und 4 Jahren implantiert wurden, waren vergleichbar mit denen Hörgeräteversorgter Kinder mit einem mittleren Hörverlust von 70–85 dB.

KARGER
Fax + 41 61 306 12 34
E-Mail karger@karger.ch
www.karger.com

1014–8221/99/0094–0105$17.50/0

Accessible online at:
www.karger.com/journals/orn

Dr. med. Jan Kiefer
HNO-Klinik der J.W.-Goethe-Universität
Theodor Stern Kai 7, D–60590 Frankfurt (Germany)
Tel. +49 69 6301 5021, Fax +49 69 6301 5435
E-Mail J.Kiefer@em.uni-frankfurt.de

Résultats de l'implantation cochléaire pédiatrique en comparaison avec les résultats obtenus avec appareil auditif

Objectifs: Les résultats après implant cochléaire en 88 enfants ont été comparés avec les résultats de 34 enfants avec appareil auditif. ***Patients et méthodes:*** L'âge moyen de l'implantation cochléaire était de 5,4 ans (marge 1–17,2), les seuils d'audibilités préopératives rangeaient de 83 à 130 dB HL avec une moyenne de 110,2 dB HL. Tous les enfants avaient une surdité prélinguale (sauf une surdité périlinguale). Les 34 enfants avec appareil auditif présentaient des seuils auditifs de 46 à 122 dB, l'âge moyen de test était 5,3 ans (marge 1,3–15,4). Les résultats ont été évalués avec le 'Frankfurt' test fonctionnel de l'audition. Basé sur les résultats des enfants avec appareil auditif, nous avons calculé une valeur prédictive avec appareil auditive pour tous les enfants avec implant cochléaire. Ces valeurs prédictives ont été comparées aux résultats actuels obtenus avec implants cochléaires. ***Résultats et conclusions:*** Les résultats montrent un progrès continuel du score composé préopératif de 22 à 79% à 4–9 ans après l'implantation cochléaire. Les résultats actuels avec l'implant excèdent significativement les résultats prédictifs avec appareil auditif. Les enfants implantés avant l'âge de six ans obtiennent une croissance des scores plus rapide et un plus grand bénéfice que les enfants implantés un âge plus avancé. La performance des enfants implantés entre 2 et 4 ans est comparable aux résultats des enfants avec seuils d'audibilités d'environ 70–85 dB, obtenus avec appareils auditifs.

Introduction

The consequences of hearing impairment in a pediatric population differ from those in adults as it influences the development of essential domains such as speech, intelligence, communicative and social behavior. Depending on the severity of the hearing impairment, it may result in delays in the acquisition of speech and language or even a complete lack of spontaneous speech development for hearing impairments of more than 80 or 90 dB in the main speech frequencies [1]. Some of the detrimental effects can be avoided by early fitting of hearing aids. Nevertheless, for children with profound hearing loss a complete compensation with acoustic hearing aids is generally not possible. Coninx [2] found good open set monosyllable understanding in most children with hearing impairments up to 85 dB HL in the speech frequency range. For hearing losses of greater than 110 dB HL, auditory discrimination, even for simple phonemes, was generally poor or absent. In the range from 90 to 110 dB individual results varied considerably. Results were also found to be dependent on age.

For patients, who do not obtain adequate speech understanding with hearing aids, cochlear implants have become the treatment of choice. As results of cochlear implantations have considerably improved throughout the last decade, indications for cochlear implantations have been extended to patients with residual hearing and even some limited open set speech understanding. Several studies have demonstrated that this group of patients can beenfit from cochlear implantation [3–7].

Comparative studies between results with hearing aids and results with cochlear implants can help to determine the borderline of indications. In the present study, speech perception abilities of all children who were implanted in our center between 1989 and June 1998 are compared with results of a group of children wearing hearing aids.

Table 1. Group data of children with cochlear implants (n = 88)

	Mean values (± SD)	Min.–Max.
Age at implantation, years	5.39±3.27	1.05–17.2
PTA[1] (implanted ear), dB HL	111.5±10.74	85–130
PTA[1] (contralateral), dB HL	110.5±10.76	83–130
Aided thresholds, dB HL	87.90±20.63	54–130
Insertion depth of electrode, mm	25.85±3.5	10–32

[1] Preoperative pure tone average.

Patients

A total of 88 cochlear implanted children participated in this study. Mean age at implantation was 5.39 years (SD ± 3.27) with a range from 1 year to 17.2 years. 13/88 children were noncongenitally deafened prior to the age of 2 years, 1 child became deaf at the age of 4 years, all other children were congenitally deaf.

Preoperative hearing loss, calculated as the mean of the frequencies 250, 500, 1000, 2000 and 4000 Hz, was 111.5 dB HL (SD ± 10.74) in the implanted ear with a range from 85–130 dB HL. The contralateral hearing loss was 110.5 dB HL (SD ± 10.76) with a range from 83 to 130 dB HL. Frequencies with no hearing sensation up to the audiometer limits (120–125 dB) were assigned a value of 130 dB for calculation purposes. Mean preoperative aided thresholds of the frequencies 500, 1000, 2000, and 4000 Hz were 87.9 dB HL (SD ± 20.6) ranging from 54 to 130 dB (table 1).

In this group of patients 18 Nucleus® CI 24 m, 11 Nucleus® CI 22 mini, 22 MED-EL® COMBI-40, 2 MED-EL® COMBI-40+ and 9 Clarion S-series™ cochlear implant systems were implanted. Results for the Nucleus systems were obtained with the SPEAK®-speech coding strategy exept some results prior to 1994 with the MPEAK®-strategy. The MED-EL and Clarion Systems were both programmed with the CIS-strategy with differing parameters according to the specific technical properties of the device in terms of number of channel and stimulation rate.

The group of children wearing hearing aids consisted of 34 children. All children had their bilateral hearing aids fitted prior to the age of 2 years. Mean age was 5.3 years with a range from 1.3 to 15.4 years. Mean hearing loss was 102 dB HL on the poorer ear (range 54–127 dB) and 99.5 dB HL on the better ear (range 46–122). Aided thresholds[1] were 69.8 dB with a range of 51–104 dB (table 2).

[1] Aided thresholds were measured in 30 children, 4 children with moderate hearing loss were not measured with hearing aids.

Table 2. Group data of children wearing hearing aids

	Number	Mean	Minimum	Maximum	SD
Age, years	34	5.33	1.29	15.38	3.46
PTA[1] of poorer ear, dB HL	31	102.10	54	127	16.25
PTA[1] of better ear, dB HL	31	99.58	46	122	18.04
Aided thresholds, dB HL	30	69.81	51.25	104	15.36

[1] Pure tone average.

Table 3. Subsets of the 'Frankfurt' Functional Hearing Test

	Detection	Discrimination	Identification	Recognition
Environmental sounds	5 sounds		8 sounds (1/4)	
Phonemes	Ling-sounds	Contrast-discr.-test		
Syllable patterns		Synthetic syllable patterns (1/2)	Synthet. syllable patterns (1/4) MBT-word test (syl. score)	
Words			MBT-word test (word-score) Minimal pairs test	Monosyllabic word test (open set)
Sentences			Sentence identification (1/6)	Context related sentences (open set)

Sound detection of 5 environmental sounds. Identification of 8 environmental sounds (closed set, choice 1 of 4). Ling sounds: detection of phonemes (/a:, i:, u:, s, ʃ/). Contrast discrimination test: presentation of sequences of 5 stimuli with or without a change after the 3rd stimulus. Contrasts are spectral differences of sounds, Constants (e.g. /m/ versus /t/) and vowels. Discrimination (choice 1 of 2) and identification (choice 1 of 4) of syllable patterns (/ba, baba, babababa, ba:/). MBT-word test: Closed set word identification test of 6 or 12 mono-, bi- and trisyllabic words. Minimal pairs test: groups of 4 monosyllables, differing either in start-consonants, vowel or end-consonants. Sentence identification: identification of sentences (choice 1 of 6), all keywords of one sentence occur in another sentence. Monosyllabic word recognition tests, scored for correct word and phoneme recognition. Sentence recognition test: context related sentences, scored for correct words.

Methods

The 'Frankfurt' Functional Hearing Test

The 'Frankfurt' functional hearing test was developed for the standardized diagnostic of functional hearing capacities and speech understanding of hearing impaired children. It is a computerized, interactive test including a battery of subsets with increasing difficulty. Based on the classification of hearing capacities by Erber [8], it was derived from two other testbatteries, the EARS test battery (Evaluation of Auditory Responses to Speech) [9] and the TAPS (Test of Auditory Perception of Speech) [10]. The test comprises detection tasks of phonemes and environmental sounds, identification tasks for environmental sounds, prosodic features of speech (syllable patterns) as well as for words (mono-, bi- and trisyllabic words) and sentences. It also includes open set tests for monosyllabic words and sentences. Subtests are listed in table 3. A detailed description of the test material is given in Kiefer and Suske [11]. Tests were performed in freefield conditions at 70 dB HL.

Calculation of a Compound Score

As one single test cannot represent the hearing capacity and speech understanding of all children due to large differences of performance beween children, resulting in floor and ceiling effects for every single test, a battery of subtests with increasing difficulty had to be used. Results of the different subtests can be summarized by categorisation [12–14]. The representation on a categorial scale has the possible disadvantage of loosing some quantitative information. Furthermore, attributing different patterns of subtest-scores to a specific category may be problematic. Therefore, we have chosen a quantitative approach to represent the test scores of different subtests on a single scale, the so called compound score. The results of 100 tests of cochlear implanted children ranging from 2–19 years of age and 0–9 years of experience with the implant have been analysed using the factor analysis method. Essentially, the factor analysis supposes a linear relation between different features x_i and factors f_i.

$$x_{ij} = a_{i1}f_{lj} + a_{i2}f_{2j} + \ldots + a_{im}f_{mj} + \varepsilon_{ij} \quad [15]$$

In this context, the subtest scores can be regarded as features. Two main components or factors have been found that account for 71% of the overall variance. One of the components is predominant with an Eigenvalue of 6.45. This implies that the greatest part of variance can be explained by a single component or factor that can be interpreted as the hearing capacity. Mean values and factor loads for the different subtests are given in table 4 and 5. Factor score coefficients of the different subtests range from 0.084–0.139 and are quite similar for the selected subtests. According to the above model of factor analysis, subtests scores can be multiplied with factor score coefficients and added to obtain a transformation of subtest scores to a scale of the main component. We obtain a value of the hearing capacity on a percentage scale from 0–100%. The value of 100% is reached, when test scores of 100% are obtained in all subtests. As the factor score coefficients of the selected subtests are quite similar, a good approximation can be obtained by adding the scores of all subtests, divided by the total number of subtests.

Table 4. Mean values of subtests (n = 100)

Test	Mean values %	SD %
Sound detection	80.1	33.7
Sound identification	58.4	38.4
Ling-sounds	66.1	40.5
Syllable pattern discr.	44.2	46.6
Syllable pattern ident.	44.8	41.2
Minimal pairs test	29.7	38.0
MBT-words (12-Wort)	37.5	37.2
Sentence identification	23.9	38.1
Monosyllabic word test	11.0	21.9
Phoneme score (monosyl)	16.3	28.2
Sentence recognition	9.6	23.4

Table 5. Factor coefficients for subtests

Test	Factor 1	Factor 2
Sound detection	0.084591	0.407304
Sound identification	0.114680	0.328371
Ling-sounds	0.098154	0.319436
Syllable pattern identification	0.08849	0.091063
Natural syllable pattern ident.	0.135337	0.139827
Minimal pairs test	0.126766	−0.095499
MBT-word score	0.139255	0.051488
Sentence identification	0.132446	−0.235415
Monosyllabic word test	0.120986	−0.288827
Phoneme score (monosyllables)	0.128841	−0.275939
Sentence recognition	0.103667	−0.247806

An alternative method of data analysis to obtain a single scale is the Item Response Theory which analyses the reliability of different items (in this context: subtest scores) with a summary scale. With a value of 0.921 for Cronbach's alpha, the item response analysis shows a high reliability for the summary scale and a high correlation of the different subtest scores with the summary scale.

Audiometric Data

Pre- and postoperative audiograms were obtained using DORN AT 600 and WESTRA audiometers. Age appropriate standard paedaudiological techniques were used. Pure or warble tone thresholds were measured under freefield conditions for all children and with earphones if possible. The mean hearing loss was calculated as the pure tone average (PTA) of the frequencies 250, 500, 1,000, 2,000 and 4,000 Hz. If no response at a given frequency was obtained up to the limits of the audiometer, a value of 130 dB was assigned. The mean aided thresholds (AT) were calculated as the average of the frequencies 500, 1,000, 2,000 and 4,000 Hz.

Objective thresholds were obtained using the Notched-Noise-BERA-technique under sedation or in natural sleep. The objective thresholds obtained with the Notched-Noise-BERA have been shown to be highly correlated to the subjective thresholds [16, 17].

Calculation of the Equivalent Hearing Loss EHL

The results of cochlear implanted children can be compared to results obtained with hearing aids. If the performance of a given child equals that of a reference group of children wearing hearing aids of the same age with a mean hearing loss of, e.g., 80 dB HL (PTA), an equivalent hearing loss (EHL) of 80 dB is attributed to this performance.

Preoperatively, the equivalent hearing loss equals the actual hearing loss of this child (PTA). When only aided threshold were available, the PTA was estimated based on the relation between PTA and aided thresholds (AT):

$$AT = -51.57 + 1.2565 \cdot PTA$$

The correlation coefficient is 0.63, $p < 0.05$.

For the calculation of the postoperative EHL, a multiple nonlinear regression model was fitted to results of the hearing aid group after exploratory data analysis. Main independent factors influencing the compound scores of children wearing hearing aids were age at time of testing and the mean hearing loss (PTA). The relation could be described best by the formula:

$$CS_i = a + b \cdot (age_i) + c \cdot (PTA_i) + (d \cdot age_i \cdot PTA_i) + \varepsilon_i$$

with CS = compound score, a–d = constants, ε_i = random error.

After transformation of this formula, the PTA can be calculated for a given compound score and age:

$$PTA_i = \frac{CS_i - a - (b \cdot age_i) - \varepsilon_i}{c + (d \cdot age_i)}$$

For cochlear implanted children, the obtained PTA value is the equivalent hearing loss.

Calculation of Predicted Values with Hearing Aids

The predicted value with hearing aids is defined as the result a child would probably have reached at a certain age if it would have continued to wear hearing aids. The predicted value can be compared with the actual value obtained with the cochlear implant. Using the relation between PTA and age at time of testing introduced above, a predicted value was calculated for each individual child at each test interval based on his or her individual age and PTA.

We proceeded in the following way: If a preoperative compound score could be obtained, this score was taken as a starting point and the predicted increase for a certain interval was added. The predicted increase was calculated based on PTA and interval after implantation using a modification of the above mentioned formula. This method adequately takes into account the individual differences, e.g., if a child performs higher preoperatively than the mean of his group with the same age and hearing loss, a prediction of his future preformance based solely on the group means would underestimate the expected performance and overestimate the benefit obtained by a cochlear implant.

If no preoperative compound score could be obtained, the predicted value was calculated based on the group mean values. The individually predicted values with hearing aids were compared with the actual values using cochlear implants. The difference was defined as the obtained benefit. Positive values indicate that performance with CI is better than the predicted performance with a cochlear implant.

Statistical Analysis

For the fitting of data obtained from the hearing aid group, linear and non-linear multiple regression models were calculated. The squared coefficients of correlation (R^2) were used to test for the quality of fitting [15]. For the methods of factor analysis and Item Response Theory we refer to the literature [15, 18]. To compare the expected values with hearing aids and the actual values with cochlear implants, the Wilcoxon matched pairs test has been used. The results were assumed to be statistically significant on a level of $p < 0.05$. Calculations have been performed with the program Statistica®.

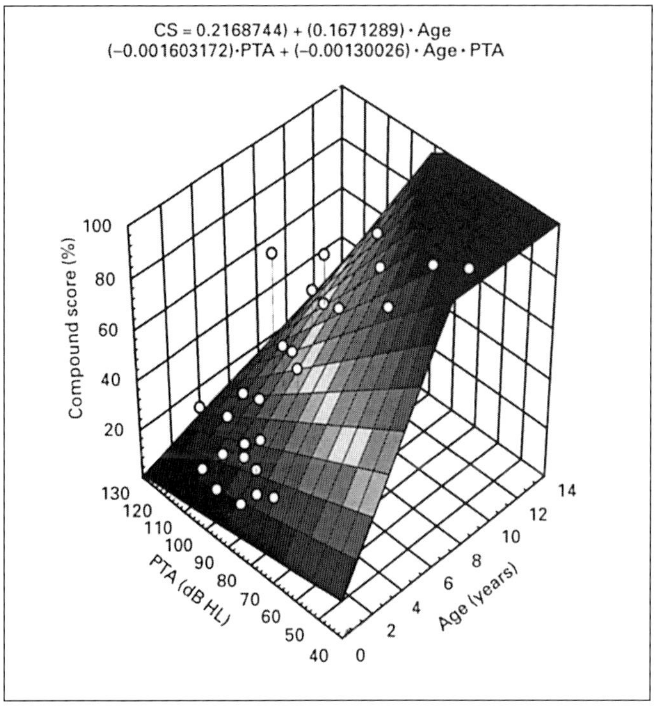

1

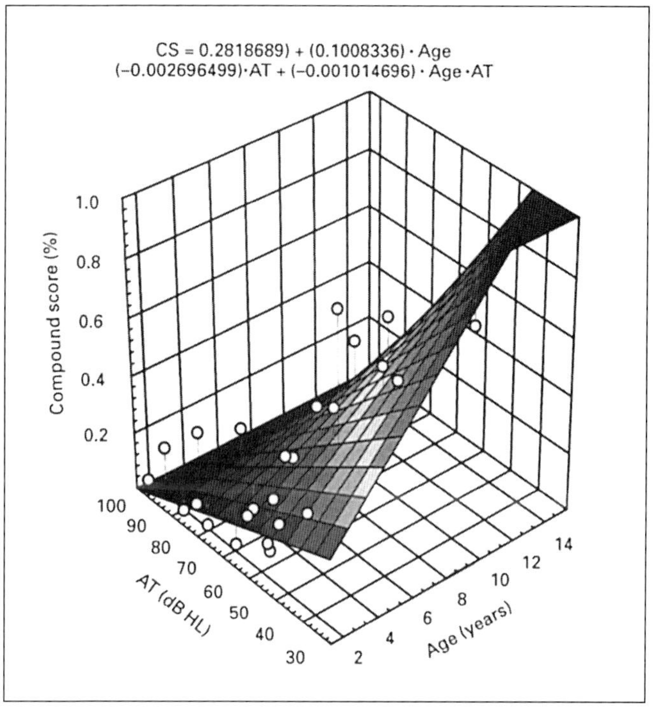

2

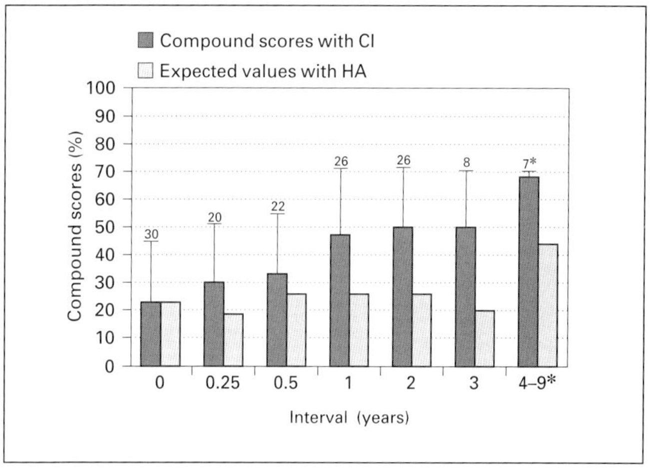

3

Fig. 1. Compound scores versus age at implantation and pure tone average thresholds for children wearing hearing aids.
Fig. 2. Compound scores versus age at implantation and aided thresholds for children wearing hearing aids.
Fig. 3. Compound scores of cochlear implanted children and their expected values for hearing aids in relation to time after implantation. The numbers over the bars indicate the number of children tested at each interval.

Results

Results of Children Wearing Hearing Aids

The compound scores of children with hearing aids are depicted in figures 1 and 2. The leading factors of influence on the compound score were found to be the mean hearing loss (PTA) and the age at the time of testing. Those factors were included in a multiple non-linear regression model to fit the experimental data. We found that a formula of the following form

$$CS_i = a + b\cdot(age_i) + c\cdot(PTA_i) + (d\cdot age_i\cdot PTA_i) + \varepsilon_i$$

with CS_i = compound score, a = 0.217, b = 0.167, c = −0.0016, d = −0.00113, ε_i = random error yielded the best fit. It does not only include age and mean thresholds as factors but it adds a third term (d·age·PTA) describing the interaction between these two. Using this model an R^2-value of 73.2% ($p < 0.000001$) was obtained. In other words, 73.2% of the variability of results with hearing aids could be a predicted by the factors mean hearing loss and age at time of testing. Figure 1 shows the compound score in relation to age at time of testing and mean hearing loss. A similar function was found for the dependence of the compound score on age at time of testing and mean aided thresholds (fig. 2). The R^2-value was 61.8%, the constants of the formula were a = 0.282, b = 0.101, c = 0.0027, d = 0.00101.

Results of Cochlear Implanted Children

Results of children after cochlear implantation and their predicted scores with hearing aids are shown in figure 3. We observed a continuous increase of the com-

Table 6. Results with cochlear implants versus the expected results with hearing aids for all intervals

Interval years	n	Age at implant.	PTA (mean)	AT (mean)	Results with CI Expected with HA	%	% SD	Diff. %	SD diff., %	Ratio CI/HA	p
0	32	4.77	106.7	75.2	CS with CI	22.0	20.2	0	0	1	
					Expected with HA	22.0	20.2				
0.25	18	4.85	106.6	74.4	CS with CI	29.1	22.4	10.0	14.5	1.57	0.00945
					Expected with HA	19.1	20.2				
0.5	22	5.03	108.8	89.3	CS with CI	33.3	23.0	8.9	18.7	1.31	0.04542
					Expected with HA	24.4	21.8				
1	26	5.57	112.1	98.4	CS with CI	47.5	24.0	22.3	20.3	1.85	0.00010
					Expected with HA	25.2	20.0				
2	26	6.02	115.6	101.8	CS with CI	48.1	22.6	23.7	20.7	1.92	0.00001
					Expected with HA	24.4	15.4				
3	8	8.15	112.4	102.0	CS with CI	49.8	22.6	29.8	18.6	2.48	0.00545
					Expected with HA	20.0	15.3				
4–9	7	7.24	114.0	102.0	CS with CI	72.2	19.3	26.0	22.8	1.56	0.06287
					Expected with HA	46.1	19.1				

n = Number of children tested. PTA = Pure tone average of thresholds, AT = aided thresholds with hearing aids, SD = standard deviations of means, Diff. = difference between results with cochlear implants and expected values with hearing aids, SD Diff. = Standard deviations of difference (p = level of significance, Wilcoxon matched pairs test); Ratio CI/HA = ratio results with CI/expected results with hearing aids.

Table 7. Proportion of children that achieve open set speech understanding

Interval years	Monosyllable recognition, %	Sentence recognition, %
0	12	18
0.25	10	10
0.5	13	4.5
1	30	15
2	35	15
3	25	38
4–9	43	71

pound score from 22% prior to implantation to 50% after 3 years. A further progress to a compound score of 67% was noted in the interval 4–9 years. The actual values with cochlear implants were significantly higher than the expected values with hearing aids at all intervals except for the interval 4–9 years, when the difference was non-significant. This is probably due to the small number of observations in this interval. We were able to demonstrate a significant benefit of cochlear implantation in comparison with the expected values with hearing aids. The ratio of results with cochlear implants versus expected values with hearing aids increased from 1 preoperatively to 1.92 at 2 years and mounted further up to a value of 2.45 at 3 years.

In other words, children with cochlear implants could approximately double their results in comparison with their expected values with hearing aids (table 6).

The fluctuations of the expected values with hearing aids at the different intervals after cochlear implantation seem to be essentially dependent on the differences in the examined group of children at each interval as the indication criteria for cochlear implantation have slowly been enlarged to children with more residual hearing. The expected scores of these recently implanted children with hearing aids are therefore higher.

Considering the results of the sub-test of the 'Frankfurt' test of functional hearing in detail (fig. 4), we could observe that the detection of sounds as well as of phonemes started at levels of around 60% preoperatively and rapidly increased to 80–100% only 3 months after implantation. This indicates, that a limited detection of sounds and phonemes has already been possible with hearing aids, but that some stimuli, especially those containing primarily high frequency spectral components, could not be perceived by these children prior to implantation. This could be compensated by the cochlear implants.

The test scores for identification of environmental sounds started with 31% preoperatively, slightly above chance level of 25%, and increased to 82% after only 1 year. As this test does not require linguistic skills, it is suitable to monitor early development of hearing capacities after cochlear implantation. Similar results were obtained for the discrimination of prosodic features of speech.

The identification of words and sentences requires higher linguistic skills and more detailed auditory analysis. Considerable progress in words identification tasks could not be observed until 1 year after implantation,

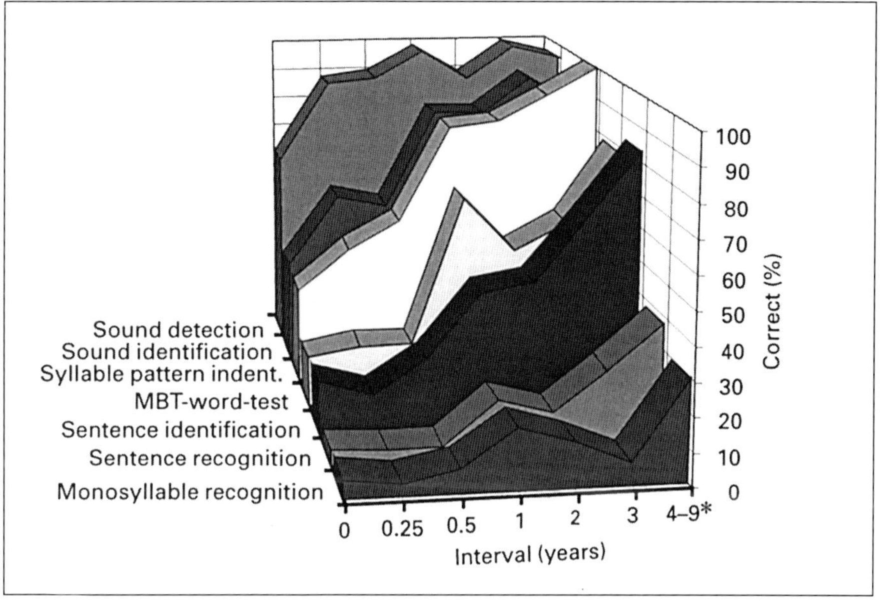

Fig. 4. Results of subtests versus time after implantation.

increasing from 15% preoperatively to 64% after 1 year. The identification of sentences requires the ability to analyse longer and more complex acoustic events than single words. The developmental pattern observed was a progressive and steady increase over more than 3 years.

The open set tests of monosyllable and sentence recognition are the most difficult tasks for hearing impaired children. Results progressively increased over a period of more than 3 years, reaching 39% for sentences and 30.5% for monosyllables in the interval 4–9 years after implantation. Limited open set speech understanding could be observed in 71% of the children tested after 4–9 years after implantation (table 7).

Benefit after Cochlear Implantation

Besides the development of total scores in the different tests, we were interested in the specific benefit after cochlear implantation. The benefit can be defined as the difference beween actual results with CI and predicted results with hearing aids. This takes into account that children with hearing aids also make progress, depending on time and hearing loss. As one of the essential factors for results with cochlear implants was found to be the time of implantation, the children were grouped according to their age at implantation: group 1 was implanted beween 0 and <2 years, group 2 between 2 and <4 years, group 3 beween 4 and <6 years and group 4 was implanted at ≥6 years of age. The mean benefit after implantation for each group is shown in figure 5.

Children in group 2, implanted between 2 and 4 years of age, obtained the most rapid benefit, reaching 20% after 6 months and 40% after 1 year. The benefit for children in group 3 increased at a slower rate, nevertheless,

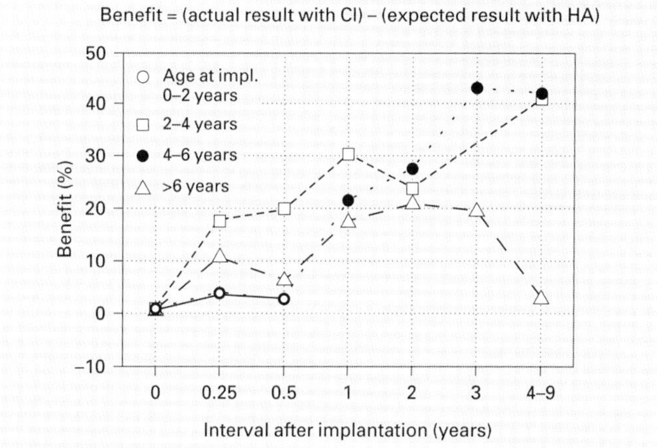

Fig. 5. Mean benefit after implantation in groups with different age at implantation.

they achieved similar benefit as group 3 after 3 years of implant use. Children in group 4, implanted at age 6 or older, made a slower progress and their benefit was limited to 20%. For group 1, children implanted below the age of 2, only data for the first half year after implantation are available, that do not show an increase so far.

The Equivalent Hearing Loss after Implantation

Results of cochlear implantations can also be expressed in terms of the equivalent hearing loss (EHL) in relation to a control group of children wearing hearing aids. This form of representation allows a direct compari-

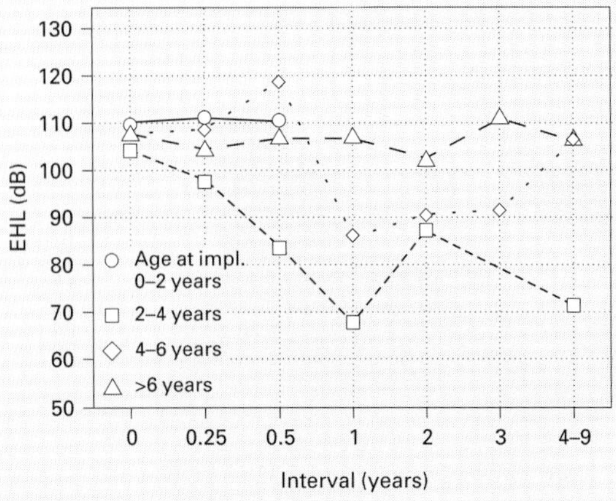

Fig. 6. The development of the equivalent hearing loss over time in groups with different age at implantation.

son between results of cochlear implants with hearing aids but it also implies that the obtained values are dependent on the reference group. Figure 6 shows the development of the EHL over time, grouped according to age at implantation. The EHL of children implanted between 2 and 4 years of age reached values between 70 and 85 dB HL, in other words, these children performed as well as children with hearing aids of the same age with hearing losses of 70–85 dB HL.

Children who were implanted between 4 and 6 years of age obtained an EHL of approximately 90 dB after 1 year of implant use. Children implanted at the age of 6 or older years achieved an EHL of 105 dB. For children of group 1, the time of follow up is still insufficient to observe the development.

Discussion

Results of this study demonstrate a continuous development of functional hearing capacities after cochlear implantation in children, continuing even after the third year of implant use. During the first 6 months after implantation, rapid progress in sound and phoneme detection, identification of environmental sounds and prosodic features could be observed, whereas test scores in tasks, that involve linguistic abilities and more complex analysis of sounds, such as word and sentence identification, did not increase considerably until 1 year after implantation. The development of open set speech understanding required an even longer period and remained limited to 30% monosyllable recognition and 38% word recognition in sentences after 4–9 years. 71% of all implanted children obtained some open set speech understanding after 4–9 years. These results generally confirm results of earlier studies [14, 19–21, 22–24]. Miyamoto et al. [23] observed 40% sentence understanding in the common phrases test in 50 children after 2.5 years.

In a simplified model, an increase of test scores in hearing impaired children can be attributed to two basic mechanisms: on the one hand, implanted children learn to analyse the acoustic information transmitted by the cochlear implant (or hearing aid). This process of learning is mainly dependent on the quality of the transmitted acoustic information. On the other hand, children also run through general developmental processes involving attention, intelligence, vocabulary, grammar and the ability to cooperate in and concentrate on specific tasks. This process is not primarily dependent on the acoustic channel but it can be supposed to influence the outcome of the functional hearing capacities. It is difficult to study both processes and their effects separately from each other. Separate evaluation of the contributions of both mechanisms is possible by comparing the development of age matched children who differ in their hearing capacities. Observed differences in mean results can then essentially be attributed to differences in the acoustic channel.

We have compared the results of implanted children to those wearing hearing aids with a wide range of hearing loss, taking into account the age at time of testing. We found that age at time of testing and the mean hearing loss could be identified as the most important predictive factors for results in children with hearing aids. After fitting of an appropriate mathematic function, 73% of variance of test results could be explained. Inclusion of a third term describing the interaction of both factors provided a 4% better fit of the data. Based on this model we were able to calculate a predicted outcome with hearing aids for each child at each age. These predicted values were compared to the actual scores obtained with cochlear implants. Results with cochlear implants were significantly higher than the expected scores with hearing aids for the implanted children in our study group. Thus, we were able to demonstrate that the progress children made with cochlear implants was significantly higher than the expected outcome with hearing aids in our study group.

The difference between expected values with hearing aids and actually obtained values with cochlear implants can be defined as the benefit of implantation. It was analysed in groups of different age at implantation. In children implanted between 2 and 4 years of age we observed the most rapid progress after implantation. The increase of benefit in children implanted between 4 and 6 years of age was more delayed. However, both groups obtained similar values of approximately 40% in the long term. Children implanted at an age above 6 years did not perform as well as children in the latter group, indicating that the velocity and the amount of benefit is dependent on age at implantation and decreases in children implanted at age 6 or older. These findings confirm earlier observations of Fryauf-Bertschy et al. [26], Miyamoto et al. [23] and Snik et al. [27]. Although the mean benefit of children implanted at an older age is markedly lower than in the other groups, they may still profit from implantation, particularly those with residual hearing and relatively good verbal speech development prior to implantation. The age of 6 years should therefore be regarded only as a relative borderline of indication in view of the obtainable benefit of cochlear implants in prelingually deaf children.

For children implanted below the age of 2 years, only limited follow up data are available that show no improvement so far. This may be attributed to the specific computer-based test-material, that underestimate the performance in very young children as they are not able to cooperate in all tests. Nevertheless, this increasing group can be expected to obtain at least a similar benefit as group 2 and 3, according to studies by Lenarz et al. [28] and Waltzman et al. [29].

With regard to the indications for cochlear implantation, it is of great interest to compare the results after implantation with those obtained with hearing aids. Different study designs have been used: Osberger [20], Miyamoto [23, 30] as well as Geers and Tobey [31] compared groups of cochlear implanted children with different groups of children wearing hearing aids who were classified according to their amount of hearing loss. This approach faces two problems: First, the groups should be matched in all relevant aspects, which seems to be difficult to realize in practice. A second problem may arise, if the children with cochlear implants obtain more favorable results than the control group. In a prospective randomized study we feel it would be ethically questionnable to withhold cochlear implants from the children in the control group. But once implanted, the children in the control group will be lost for long-term follow up. To avoid these problems, a group of cochlear implanted children can be compared with a broad cross-sectional group of children with hearing aids. This method requires modeling of the data obtained with hearing aids, taking into account the main influencing factors such as age and PTA. Thus, a quantitative comparison between cochlear implants and hearing aids becomes possible. Snik et al. [27, 32, 33] introduced the concept of the equivalent hearing loss comparing results of 16 cochlear implanted children (Nucleus 22 mini) with a group of 46 children wearing hearing aids with pure tone averages ranging from 50–130 dB. Children that became deaf after meningitis prior to the age of 3 years and were implanted between 4 and 7 years obtained an equivalent hearing loss of around 70–80 dB HL [34]. Children who were implanted later in life obtained an equivalent hearing loss 97 dB. Significant factors of influence were the age at beginning of deafness and the communication mode. The age at implantation was not regarded as an independent factor as it was closely correlated to the age at the beginning of deafness in their study group. In another study [27] children implanted between 4 and 8 years of age obtained the best results with mean EHL of 90 dB after 2 years. Children who were implanted between 11 and 13 years reached an EHL of 105 dB whereas prelingually deaf patients who were implanted as adults only progressed during the first year after implantation and stayed at EHL of 108 to 120 dB.

Our results show that children implanted between 2 and 4 years of age obtained an equivalent hearing loss of around 70 to 85 dB HL. Children who were implanted between 4 and 6 years of age achieved equivalent hearing losses of about 90 dB HL after 1 year. In case of implantation at age 6 or later in life an equivalent hearing loss 105 dB HL was obtained. These results clearly indicate that the age at implantation is one of the decisive factors for results with cochlear implants and that early diagnosis of hearing impairment and implantation as soon as possible offers the best opportunity to achieve levels that parallel those of hearing impaired children wearing hearing aids with mean hearing losses of 70–85 dB. These children can generally be expected to obtain maximum discrimination scores of more than 50% [35, 36], thus allowing for a generally sufficient open set speech understanding and satisfactory oral language development.

Acknowledgments

The authors would like to thank Michaele Suske, Christina Schilling, Ute Schwarz and Barbara Bumann for their help in the data collection. This work has been supported by a grant of the Möllgaard Foundation.

References

1 Biesalski P, Spreng M: Phoniatrie-Pädaudiologie. Band 2: Pädaudiologie, New York, Thieme, 1994.

2 Coninx F, Beijk C, Brokx J, Crul A, Mens L, Snik A, Verbakel J: Speech perception abilities in (profoundly) deaf children with acoustic stimulation; in Hochmair I, Hochmair E (eds): Advances in Cochlear Implants. Vienna, Manz, 1994, pp 512–515.

3 Brimacombe JA, Arndt PL, Staller SJ, Beiter AL: Multichannel cochlear implantation in adults with severe-to-profound sensorineural hearing loss; in Hochmair-Desoyer IJ, Hochmair E (eds): Advances in Cochlear Implants. Vienna, Manz, 1994, pp 387–392.

4 Cowan RS, DelDot J, Barker EJ, Sarant JZ, Pegg P, Dettman S, Galvin KL, Rance G, Hollow R, Dowell RC: Speech perception results for children with implants with different levels of preoperative residual hearing. Am J Otol 18; (suppl):1997, 125–126.

5 Gantz BJ: Expanding Selection Criteria for Cochlear Implantation. Vth Int Cochlear Implant Conference, New York, 1997, p 9 (abstract).

6 Laszig R, Klenzner T: Cochlear Implant bei Resthörigkeit. HNO 1997;10:740–741.

7 Kiefer J, von Ilberg C, Reimer B, Knecht R, Gall V, Diller G, Stürzebecher E, Pfennigdorff T, Spelsberg A: Results of cochlear implantation in patients with severe to profound hearing loss – Implications for the indications. Audiology 1998;382–395.

8 Erber NP, Alencewicz CM: Audiologic evaluation of deaf children. J Speech Hear Dis 1976; 256–267.

9 Allum-Mecklenburg DJ: Experience in evaluating children with cochlear implants using a multi-language test battery (EARS). Vth Int Cochlear Implant Conference, New York, 1997, p 13 (abstract).

10 Reid J, Lehnhardt M: Speech perception test results for European children using the Nucleus cochlear implant; in Hochmair I, Hochmair E (eds): Advances in Cochlear Implants. Vienna, Manz, 1994, pp 522–527.

11 Kiefer J, Suske M, von Illberg C: Der Frankfurter funktionelle Hörtest für Kinder – Aufbau, Methodik und praktische Erfahrungen; in Diller G, von Ilberg C, Gall V, Kiefer J (eds): Forum Hören und Sprache 5: Hören – Verstehen – Kommunizieren. Niddatal, 1999, pp 444–468.

12 Geers AE, Moog JS: Assessing the benefits of cochlear implants in an oral education program; in Uziel AS, Mondain M (eds): Cochlear Implants in Children. Adv Otorhinolaryngol. Basel, Karger, 1995, pp 119–124.

13 Dowell RC, Blamey PJ, Clark GM: Potential and limitations of cochlear implants in children. Ann Otol Rhinol Laryngol 1995;166 (suppl):324–327.

14 Archbold S, Lutman ME, Marshall DM: Categories of auditory performance. Ann Otol Rhinol Laryngol 1995;166(suppl):312–314.

15 Wernecke K-D: Angewandte Statistik für die Praxis. Bonn, Addison-Wesley, 1995, pp 205–216.

16 Picton TW, Ouellette J, Hamel G, Smith AD: Brainstem evoked potentials to tonepips in notched noise. J Otolaryngol 1979;8:289–314.

17 Stürzebecher E, Heine S, Cebulla M, Wagner H, Schmiescheck J: Frequenzspezifische Hörschwellenmessung mittels 'Notched-noise'-BERA bei Kindern. Otorhinolaryngol Nova 1995;5:300–306.

18 Moosbrugger H: Item-Response-Theorie (IRT); in Amelan, Zielinski (eds): Psychologische Diagnostik und Intervention. Berlin, Springer, 1997, pp 65–89.

19 Berliner KI, Tonokawa LL, Dye LM, House WF: Open-set speech recognition in children with a single-channel cochlear implant. Ear Hear 1989;4:237–242.

20 Osberger MJ, Miyamoto RT, Zimmerman-Phillips S, Kemink J, Stroer BS, Firszt JB et al: Independent evaluation of the speech perception abilities of children with the nucleus 22-channel cochlear implant system. Ear Hear 1991;12(suppl):66–80.

21 Staller SJ, Beiter AL, Brimacombe JA, Mecklenburg DJ, Arndt P: Paediatric performance with the nucleus 22-channel cochlear implant system. Am J Otol 1991;12(suppl):126–136.

22 Kiefer J, Gall V, Desloovere C, Knecht R, Mikowski A, von Illberg C: A follow-up study of long-term results after cochlear implantation in children and adolescents. Eur Arch Otorhinolaryngol 1996;253:158–166.

23 Miyamoto RT, Kirk KI, Robbins AM, Todd S, Riley A, Pisoni DB: Speech perception and speech intelligibility in children with multichannel cochlear implants. Adv Otorhinolaryngol 1997;52:198–203.

24 Tyler RS, Fryauf-Bertschy H, Gantz BJ, Kelsay DM, Woodworth GG: Speech perception in prelingually implanted children after four years. Adv Otorhinolarnygol 1997;52:187–192.

25 Waltzman SB, Cohen NL, Gomolin RH, Green JE, Shapiro WH, Hoffmann RA, Roland JT Jr: Open-set speech perception in congenitally deaf children using cochlear implants. Am J Otol 1997;18:342–349.

26 Fryauf-Bertschy H, Tyler RS, Kelsay DM, Gantz BJ, Woodworth GG: Cochlear implant use by prelingually deafened children: The influences of age at implant and length of device use. J Speech Lang Hear Res 1997;40:183–199.

27 Snik AF, Makhdoum MJ, Vermeulen AM, Brokx JP, van den Brock P: The relation between age at the time of cochlear implantation and long-term speech perception abilities in congenitally deaf subjects. Int J Pediatr Otorhinolaryngol 1997;41:121–131.

28 Lenarz T: Cochlear implantation in children under the age of two years. Adv Oto-Rhino-Laryngol 1997;52:204–210.

29 Waltzman SB, Cohen NL: Cochlear implantation in children younger than 2 years old. Am J Otol 1998;19:158–162.

30 Miyamoto RT, Osberger MJ, Robbins AM, Myres W, Kessler K, Pope ML: Longitudinal evaluation of communication skills of children with single- or multi-channel cochlear implants. Am J Otol 1992;13:215–222.

31 Geers AE, Tobey EA: Longitudinal comparison of the benefits of cochlear implants and tactile aids in a controlled educational setting. Ann Otol Rhinol Laryngol 1995;166(suppl):328–329.

32 Snik AF, Vermeulen AM, Brokx JPL, Beijk C, van den Broek P: Speech perception performance of children with a cochlear implant compared to that of children with conventional hearing aids. I. The 'Equivalent Hearing Loss' concept. Acta Otolaryngol (Stockh) 1997;117: 750–754.

33 Snik AF, Vermeulen AM, Geelen CP, Brokx JPL, van den Broek P: Speech perception performance of children with a cochlear implant compared to that of children with conventional hearing aids. II. Results of prelingually deaf children. Act Otolaryngol (Stockh) 1997;117: 755–775.

34 Snik AF, Makhdoum MJA, Vermeulen AM, Brokx JPL, van den Broek P: The relation between age at the time of cochlear implantation and long-term speech perception abilities in congenitally deaf subjects. Ped Oto Rhino Laryngol 1997;41:121–131.

35 Lamoré PJJ, Verweij C, Brocaar MP: Investigations of the residual hearing capacity of severely hearing impaired and profoundly deaf subjects. Audiology 1985;24:343–361.

36 Erber NP: Pure tone thresholds and word recognition abilities of hearing impaired children. J Speech Hearing Res 1974;17:194–202.

Oto-Rhino-Laryngologia NOVA

Otorhinolaryngol Nova 1999;9:115–119

Zentral-auditive Verarbeitungsstörungen bei Lese- und Rechtschreibschwäche – Ergebnisse einer retrospektiven Erhebung

Peter Matulat Michael Riebandt Antoinette Lamprecht-Dinnesen

Poliklinik für Phoniatrie und Pädaudiologie, Westfälische Wilhelms-Universität, Münster, Deutschland

Zusammenfassung

Spezifische phonologische und temporale auditive Verarbeitungsstörungen werden als Hauptursachen für eine Lese-Rechtschreib-Schwäche angesehen. Vor diesem Hintergrund werden die klinischen Daten zur zentral-auditiven Verarbeitung bei 53 Kindern mit Lese-Rechtschreib-Schwäche dargestellt. Mit einer Häufigkeit von 84,9% zeigt sich in dieser Gruppe ein sehr hoher Prozentsatz auffälliger Befunde in mindestens einer der audiologischen oder logopädischen Untersuchungen. Entgegen der Erwartung konnten jedoch in der Untersuchungsgruppe nur geringe Häufigkeiten pathologischer Befunde in der auditiven Synthese (8,3%) sowie im Gap-Detection-Test (11,4%) nachgewiesen werden.

Troubles auditifs centraux et dyslexie: données chez 53 enfants

Des déficits au niveau du lobe temporal de l'assimilation chronologique et du codage de changements rapides dans l'environnement acoustique pourraient être une des origines principales de la dyslexie. Le but de cette étude est d'évaluer le codage auditif central chez 53 enfants dyslexiques. Des résultats pathologiques ont été trouvés chez 84,9% de ces enfants, au minimum à un des 7 tests orthophoniques effectués. Contrairement à ce qui était attendu, le pourcentage de résultats pathologiques dans le test de synthèse auditive et le test de «cap-détection» était faible, respectivement de 8,3% et 11,4%.

Key Words

Central auditory processing disorder · Dyslexia · Phonological awareness

Central Auditory Processing Disorder and Dyslexia – Clinical Data of 53 Children

Poor phonological awareness and deficits in the temporal coding of rapid auditory changes are regarded as being associated with dyslexia. The clinical data from the central auditory processing of 53 dyslexic children are presented. We found that 84.9% of these children failed at least one of the six audiological tests or of the seven speech and language tests. Contrary to expectation however only low frequencies of pathological results were found in auditory blending (8.3%) and in the gap detection test (11.4%).

Einleitung

Nach der Internationalen Klassifikation psychischer Störungen (ICD-10/F81.0) ist eine Lese- und Rechtschreibschwäche (LRS) definiert als umschriebene Beeinträchtigung der Lese- und Rechtschreibleistungen, welche nicht durch eine allgemeine Intelligenzminderung oder unangemessene Beschulung erklärbar ist. Mit einer Prävalenz von 4–9% [1] und ihrer hohen Persistenz im Erwachsenenalter hat sie eine grosse gesellschaftliche Bedeutung.

Neben Störungen im visuellen System [2, 3] wird der zentral-auditiven Verarbeitung zunehmend ein grösserer Einfluss auf den Schriftspracherwerb im allgemeinen und der Entstehung einer LRS im speziellen zugestanden [4–6]. Sowohl eine temporale als auch eine phonologische Verarbeitungsschwäche werden dabei als Hauptursachen für eine LRS diskutiert.

KARGER

Fax +41 61 306 12 34
E-Mail karger@karger.ch
www.karger.com

1014–8221/99/0094–0115$17.50/0

Accessible online at:
www.karger.com/journals/orn

Peter Matulat
Poliklinik für Phoniatrie und Pädaudiologie, Westfälische Wilhelms-Universität Münster
Kardinal-von-Galen-Ring 10
D–48129 Münster (Germany)
Tel. +49 251 56898, Fax +49 251 56889, E-Mail matulat@uni-muenster.de

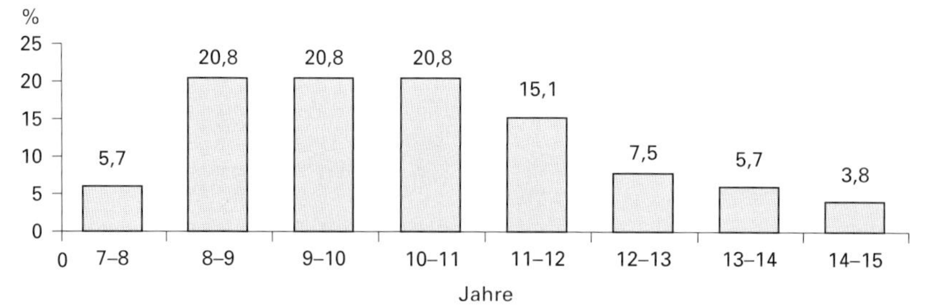

Abb. 1. Prozentuale Altersverteilung in der Untersuchungsgruppe.

Die Hypothese einer temporalen Verarbeitungsschwäche als Ursache einer LRS geht auf Studien der Arbeitsgruppe um Paula Tallal zurück. Statt die Sprache selbst zu untersuchen, lenkten sie ihr Augenmerk auf die der Sprache zugrunde liegenden nichtsprachlichen Parameter. In vielen Untersuchungen [7–9] fanden sich Hinweise darauf, dass Kinder mit Sprachauffälligkeiten Schwierigkeiten haben, kurze, schnell dargebotene akustische Stimuli zu diskriminieren. Auch bei Kindern mit einer LRS konnte diese temporale Verarbeitungsschwäche auditiver Stimuli nachgewiesen werden [10].

Da sich bei vielen Kindern mit einer LRS auch eine Sprachentwicklungsauffälligkeit nachweisen lässt [11], gehen neuropsychologische Erklärungsansätze zunehmend von einer Dysfunktion sprachlicher Informationsverarbeitung als Hypothese aus. Unter dem Blickwinkel einer phonologischen Verarbeitungsschwäche wird die Bedeutung phonologischer Bewusstheit für den Schriftspracherwerb herausgehoben [12]. Mit phonologischer Bewusstheit wird die metasprachliche Fähigkeit bezeichnet, Phoneme aus geschriebenen oder gesprochenen Wörtern zu extrahieren und in Beziehung zu setzen [13]. Diese Fähigkeit beruht auf den auditiven Funktionen der Analyse und Synthese. Eine genetische Prädisposition wurde nachgewiesen [14].

Vor dem Hintergrund dieser Erkenntnisse ist es sinnvoll, die klinischen Befunde von Kindern mit diagnostizierter LRS bei der Bewältigung einer umfangreichen Testbatterie zur zentral-auditiven Verarbeitung genauer zu betrachten.

Patientenkollektiv

In die hier vorgestellte retrospektive Erhebung wurden 53 Schulkinder mit der Diagnose LRS gemäss ICD-10/F81.0 aufgenommen, die uns zur Abklärung zentral-auditiver Verarbeitungsstörungen vorgestellt wurden. Die Alterspanne lag zwischen 7;6 Jahren und 14;5 Jahren bei einem Mittelwert von 10;3 Jahren (Standardabweichung 1;75 Jahre). Von diesen Patienten waren 83,0% (n = 44) männlich und 17,0% (n = 9) weiblich. Das Geschlechterverhältnis in der Untersuchungsgruppe entspricht in etwa der bekannten Prävalenz bei Jungen. Die Altersverteilung ist in Abbildung 1 dargestellt.

Untersuchungskonzept

Das Münsteraner Untersuchungskonzept zur Diagnose zentral-auditiver Verarbeitungsstörungen umfasst neben einer ausführlichen pädaudiologisch-audiologischen Anamnese und einer peripheren Hördiagnostik (seitengetrenntes Tonschwellenaudiogramm, Sprachaudiogramm, Tympanogramm, otoakustische Emissionen) die in Tabelle 1 dargestellten Testverfahren.

Bei Hinweisen auf ein pathologisches Lautheitsempfinden wird ggf. ergänzend eine Hörfeldskalierung mit Hilfe des Würzburger Hörfeldes durchgeführt. Bei Reifungsfragen kommen ggf. zusätzlich ERA-Verfahren zur Anwendung.

Die logopädische Diagnostik beinhaltet die Überprüfung der folgenden Teilfunktionen: Akustische Aufmerksamkeit (erfragt, beobachtet oder provoziert), Speicherung und Sequenzbildung (Mottiertest, Rhythmische Differenzierungsprobe nach Breuer-Weuffen, Untertests «Zahlen nachsprechen» und «Silben nachsprechen» sowie «Geschichten nacherzählen» aus dem Kramer-Test), Diskrimination (Schäfer-Schilling-Test, Bremer Lautdiskriminationstest), Analyse und Synthese (Untertest «Laute verbinden» aus dem Psycholinguistischen Entwicklungstest) sowie Ergänzung (Untertest «Wörter ergänzen» aus dem Psycholinguistischen Entwicklungstest) und Sprachverständnis (Psycholinguistischer Sprachentwicklungs- und Sprachverständnistest).

Tabelle 2 zeigt eine Aufstellung dieser Verfahren, ihrer Inhalte und Funktion.

Auditive Teilfunktionen und deren neuroanatomische und neurophysiologische Zuordnung

Tabelle 3 gibt einen Überblick über die Zuordnung einzelner auditiver Teilfunktionen zu neuroanatomischen und neurophysiologischen Ebenen sowie zu Testverfahren [vgl. 24].

Auswertungsnormen

Die Auswertung der einzelnen Testverfahren wurde nach den jeweils geltenden Auswertungsvorschriften der Autoren durchgeführt, welche uns durch Veröffentlichungen vorlagen oder durch persönliche Mitteilungen zur Kenntnis gebracht wurden.

Für von uns in ihrer Durchführung veränderte Testverfahren wie das Sprachaudiogramm im Störschall und den Gap-Detection-Test sowie für den Warnke-Test, für den uns keine Norm vorlag, entstammen die Auswertungsnormen einer von uns mit 37 Versuchspersonen (Alterspanne 6;1 Jahre bis 13;6 Jahre, Altersdurchschnitt 9;2 Jahre, Standardabweichung 1;8 Jahre, 51,4% männlich) durchgeführten Normierungsstudie. Als pathologisch wurden Befunde gewertet, die mehr als 1,5 Standardabweichungen von dieser Vergleichsgruppe negativ abwichen.

Tabelle 1. Testverfahren zur zentralen Hördiagnostik im Überblick

Testverfahren	Autor	Inhalt	Funktion
Binaural Intelligibility Level Difference Test (BILD)	Esser 1976 [18]	Erkennen von Einsilbern in binauralem und monauralem Störgeräusch	Selektivität
Sprachaudiogramm im Störschall	Eigene Durchführungs- und Auswertungsvorschriften	Erkennen von Einsilbern in einem sprachsimulierenden Rauschen	Selektivität
Dichotischer Diskriminationstest	Feldmann 1965 [15] Uttenweiler 1980 [16]	Erkennen gleichzeitig dargebotener – für jedes Ohr unterschiedlicher – dreisilbiger Wörter	Summation und Fusion von auditiven Informationen
Warnke-Test	Warnke 1990 [17]	Erkennen von Logatomen bei örtlichem Wechsel des Sprechers	Hörlateralität
Vergleichende Stapediusreflex-schwellenbestimmung	Esser 1976 [18]	Vergleich der Stapediusreflexschwellen für Rauschen und Töne	nicht nur einer Funktion zuzuordnen
Gap-Detection-Test	Eigene Durchführungs- und Auswertungsvorschriften (Matulat 1996)	Erkennen von Lücken unterschiedlicher Länge in sprachsimulierendem Rauschen	Zeitauflösung

Tabelle 2. Testverfahren zu einzelnen Aspekten der auditiven Wahrnehmung

Testverfahren	Autor	Inhalt	Funktion
Bremer Lautdiskriminationstest (BLDT)	Niemeyer 1970 [19]	Erkennen phonetisch gleicher oder ähnlicher Wörter	Lautdiskrimination
Kramer-Test (Zahlen und Silben)	Kramer 1972 [20]	Nachsprechen mehrsilbiger Zahlen und Sätze	Auditive Merkfähigkeit (Kurzzeitgedächtnis)
Rhythmische Differenzierungsprobe nach Breuer-Weuffen	Breuer und Weuffen 1990 [21]	Wiederholen rhythmischer Gestalten	Rhythmische Differenzierung
Bildkarten nach Schilling und Schäfer	Schilling und Schäfer 1986	Erkennen phonetisch gleicher oder ähnlicher Wörter	Lautdiskrimination
Mottier-Test	Mottier 1951 [22]	Nachsprechen sinnfreier Silben mit ansteigender Silbenzahl	Auditive Merkfähigkeit und Lautdiskrimination
Psycholinguistischer Entwicklungstest (PET), Subtest: Wörter ergänzen	Angermaier 1974 [23]	Ergänzen von Lauten bei unvollständigen Wörtern	Wortergänzung
Psycholinguistischer Entwicklungstest (PET), Subtest: Laute verbinden	Angermaier 1974 [23]	Ergänzen von Lauten zu Wörtern	Wortsynthese/-analyse

Anamnestische Angaben

Bei 67,9% aller Patienten fanden sich auffällige Angaben in der allgemeinen Anamnese. Hier standen Hinweise auf Sprachentwicklungsverzögerungen mit einer relativen Häufigkeit von 33,1% gefolgt von Konzentrationsschwächen mit 24,5% im Vordergrund. Bei immerhin noch 11,3% der Kinder ergaben sich Hinweise auf nicht näher spezifizierte Wahrnehmungsprobleme und in 11,5% aller Fälle auf häufige frühkindliche Mittelohrprobleme.

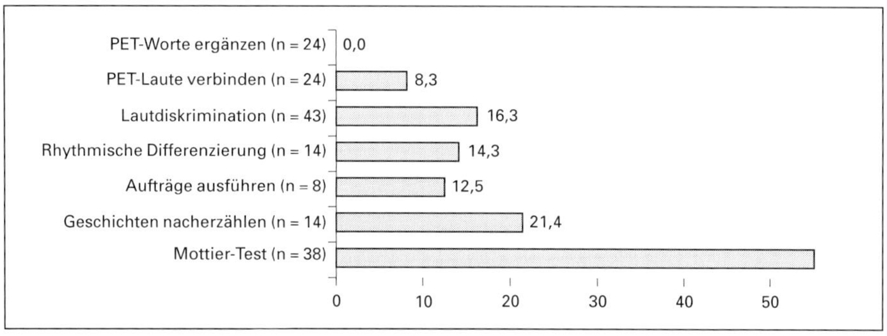

Abb. 2. Relative Häufigkeiten auffälliger Befunde in den logopädischen Untersuchungen.

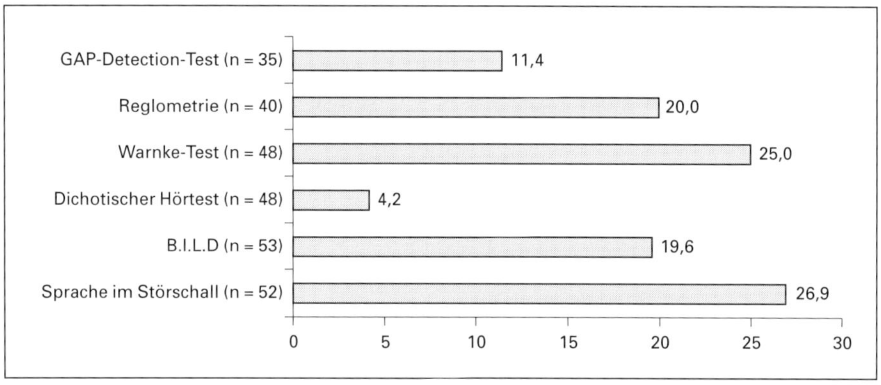

Abb. 3. Relative Häufigkeiten auffälliger Befunde in den audiometrischen Untersuchungen.

Tabelle 3. Zuordnung einzelner auditiver Teilfunktionen [modifiziert nach Uttenweiler, 24]

Verarbeitungsstufe	Neuroanatomische Ebene	Neurophysiologische Ebene	Funktionsprüfung
Antworten auf akustische Stimuli	Periphere Hörbahn: Cochlea, Nervus VIII	Schallaufnahme und -umwandlung	Tonaudiogramm, OAE, Tympanogramm
Organisation der Antworten auf die Stimuli	Unterer Hirnstamm, Cochlearis- und Olivenkerne Mittlerer Hirnstamm, Formatio reticularis, Kortex	Lokalisation, Fusion, Summation, Separation, Diskrimination, Identifikation, Integration	Richtungshören, Stapediusreflexe, Sprachaudiogramm im Störschall, dichotischer Hörtest
Analyse	Oberer Hirnstamm, Kortex	Sprachanalyse	Zeitkomprimierter Test
Erfassung des Sprachsinnes	Kortex, Corpus callosum	Ergänzung, Synthese	Wörter und Laute ergänzen (PET)
Auditives Gedächtnis	Kortex	Gedächtnis	Subtest aus dem Kramer HSET, Mottier-Test
Integration sinnesspezifischer Informationen	Kortex Assoziationsareale	Gnostische Fähigkeiten, Wahrnehmung, Assoziation	Psychometrische Tests

Zu anamnestischen Fragen in spezifischen audiologischen Bereichen (akustische Überempfindlichkeit, Sprachverständnis im Störschall, Richtungshören, Merkfähigkeit, Differenzierung und Aufmerksamkeit) wurden in 45,3% auffällige Angaben gemacht. Am häufigsten werden mit jeweils 18,9% Störungen der auditiven Differenzierung und der auditiven Merkfähigkeit genannt, gefolgt von einer anamnestischen Hyperakusis mit 15,1%. Es fanden sich nur selten Hinweise auf ein gestörtes Richtungshören (3,8%).

Logopädische Befunde

Bei 52,8% der Untersuchten konnten Defizite in mindestens einer logopädischen Untersuchung festgestellt und somit eine auditive Wahrnehmungsstörung diagnostiziert werden. Eine genaue Auflistung der relativen

Häufigkeiten auffälliger Befunde in den logopädischen Untersuchungen zeigt Abbildung 2.

Audiometrische Befunde

Die Leistungen von 62,3% aller untersuchten Kinder in mindestens einem der audiologischen Testverfahren deuten auf eine zentral-auditive Verarbeitungsstörung hin. Abbildung 3 zeigt eine Übersicht der relativen Häufigkeiten in den audiometrischen Untersuchungen.

Diskussion

Eine generelle zentral-auditive Verarbeitungsstörung konnte bei den von uns untersuchten Kindern nicht nachgewiesen werden. Mit einem Prozentsatz von 84,9% finden sich jedoch bei fast allen untersuchten Kindern durch Testwiederholung belegte auffällige Befunde in mindestens einer der audiologischen oder logopädischen Untersuchungen. Betrachtet man die Anzahl auffälliger Befunde in einzelnen Tests vor dem Hintergrund der phonologischen bzw. temporalen Hypothese zur LRS, so ergibt sich ein ernüchterndes Ergebnis. Weder im Gap-Detection-Test (temporale Verarbeitung) mit einem Prozentsatz von 11,4% noch in den PET Untertests «Worte ergänzen» mit 0,0% und «Laute verbinden» mit 8,3% finden sich gehäuft pathologische Befunde.

Die Häufung pathologischer Befunde im BILD-Test (19,6%), in der Regiometrie (20,0%), im Warnke-Test (25,0%) und besonders im Erkennen von Sprache im Störschall (26,9%) deuten eher auf Defizite in der Lokalisation, Fusion, Separation und Diskrimination auditiver Stimuli in der Untersuchungsgruppe hin, neuroanatomisch somit auf zentral-auditive Verarbeitungsleistungen, die dem unteren und mittleren Hirnstamm (vgl. Tabelle 3) zuzuordnen sind.

Das Ergebnis des Mottier-Tests mit 55,3% auffälligen Befunden bestätigt ältere Untersuchungen, die bei Kindern mit einer LRS Defizite im Ultrakurzzeitgedächtnis annehmen [25]. Dass sich dieses Ergebnis nicht in unseren anderen Testverfahren, die Aspekte der auditiven Merkfähigkeit prüfen («Geschichten nacherzählen» und «Aufträge ausführen»), wiederfindet, liegt möglicherweise daran, dass beim Mottiertest keine Möglichkeit besteht, ersatzweise auf das Langzeitgedächtnis zurückzugreifen. Synthetische Wörter, wie sie im Mottiertest verwendet werden, sind dort nicht gespeichert.

Literatur

1 Shaywitz SE, Shaywitz BA, Fletcher JM, Escibar MD: Prevalence of reading disability in boys and girls. Results of the Conneticut Longitudinal Study. J Am Med Ass 1990;264:998–1002.

2 Galaburda AM, Livingstone M: Evidence for a magnocellular defect in developmental dyslexia. Ann NY Acad Sci 1993;682:70–82.

3 Schäfer WD: Visuelle Wahrnehmung bei Legasthenie. Sprache, Stimme, Gehör 1986;22:13–16.

4 Watson BU, Miller TK: Auditory perception, phonological processing and reading ability/disability. J Speech Hear Res 1993;36:850–863.

5 Rack JP: Dyslexia: The phonological deficit hypothesis; in Fawcett A, Nicolson R (eds): Dyslexia in Children: Multidisciplinary Perspectives. New York, Harvester Wheatsheaf, 1994, pp 5–37.

6 Smith SB, Simmons DC, Kameenui EJ: Synthesis of Research on Phonological Awareness: Principles and Implications for Reading Acquisition (Technical Report No. 21). Eugene, National Center to Improve the Tools of Educators, University of Oregon, 1995.

7 Tallal P, Pierey M: Defects of non-verbal auditory perception in children with developmental aphasia. Nature 1973;241:468–469.

8 Tallal P: Auditory temporal perception, phonetics, and reading disabilities in children. Brain Language 1980;9:182–198.

9 Tallal P, Stark RE, Mellits D: The relationship between auditory temporal analysis and receptive language development: Evidence from studies of developmental language disorder. Neuropsychologia 1985;23:527–534.

10 Reed MA: Speech perception and the discrimination of brief auditory cues in reading disabled children. J Exp Child Psychol 1989;48:270–292.

11 Vellutino FR: Dyslexia: Theory and Research. Cambridge, MIT Press, 1980.

12 Klicpera C, Gasteiger-Khepera B, Schabmann A: Wieweit unterscheiden sich durchschnittliche Leser mit Rechtschreibschwierigkeiten von Kindern mit Lese- und Rechtschreibschwierigkeiten? Verlauf, Art der Rechtschreibfehler und Lernvoraussetzungen. Z Kinder- Jugendpsychiat 1994;22:87–96.

13 Catts HW: The relationship between speech-language impairments and reading disabilities. J Speech Hear Res 1993;36:948–958.

14 Grimm T, Noethen M, Schulte-Körne G: Zur Genetik der Legasthenie. Sprache, Stimme, Gehör 1998;22:8–12.

15 Feldmann H: Dichotischer Diskriminationstest, eine neue Methode zur Diagnostik zentraler Hörstörungen. Arch Ohren-Nasen-Kehlkopfheilk 1965;184:294–297.

16 Uttenweiler V: Dichotischer Diskriminationstest für Kinder. Sprache, Stimme, Gehör 1980;4:107–111.

17 Warnke A: Legasthenie und Hirnfunktion. Bern, Huber, 1990.

18 Esser G: Differenzierung von Schallempfindungsstörungen durch vergleichende Stapedius-Reflex-Audiometrie. Habilitationsschrift, Düsseldorf, 1976.

19 Niemeyer M: Bremer Lautdiskriminationstest (BLDT) Bremen, 1970.

20 Kramer J: Kramer-Test (Revision 1972). Solothurn, Antonius-Verlag, 1972.

21 Breuer H, Weuffen M: Gut vorbereitet auf das Lesen- und Schreibenlernen. Berlin, Deutscher Verlag der Wissenschaften, 1990.

22 Mottier G: Über Untersuchungen zur Sprache lesegestörter Kinder. Folia Phoniat 1951;3:170–177.

23 Angermaier M: Psycholinguistischer Entwicklungstest (PET), Manual. Weinheim, Beltz Test, 1974.

24 Uttenweiler V: Diagnostik zentraler Hörstörungen, auditiver Wahrnehmungs- und Verarbeitungsstörungen. Sprache, Stimme, Gehör 1996;20:80–90.

25 Herschel M: Dyslexia revisited. Human Genetics 1978;40:115–135.

Oto-Rhino-Laryngologia NOVA

Otorhinolaryngol Nova 1999;9:120–128

Langzeitergebnisse von Patienten mit einem Cochlea-Implantat

Michael Riebandt Patricia Sandrieser Peter Matulat
Antoinette Lamprecht-Dinnesen Eberhard Seifert

Poliklinik für Phoniatrie und Pädaudiologie, Westfälische Wilhelms-Universität Münster, Deutschland

Zusammenfassung

Die Dokumentation der Ergebnisse einer Cochlea-Implantat (CI)-Versorgung ist Bestandteil der postoperativen Rehabilitation mit Hör-Sprach-Therapie und Kontrolluntersuchungen. In der vorliegenden Arbeit werden die audiometrischen und logopädischen Testergebnisse von vierzehn CI-Patienten sowie ihre kommunikativ-pragmatische Kompetenz dargestellt. Das Alter der Erwachsenen lag zwischen 53 und 68 Jahren (Mittelwert 61 Jahre), das der Kinder zwischen 9 und 16 Jahren (Mittelwert 11 Jahre 8 Monate). Die Patienten wurden postoperativ mehrfach je nach Alter und aktuellem Stand der Rehabilitation mit dem Mainzer Kindersprachtest I bis III, dem Göttinger Kindersprachverständnistest 1 und 2 und/oder dem Freiburger Sprachverständnistest (Zahlen, Einsilber) untersucht. Zusätzlich wurden Differenzierungstests zur Bestimmung der Unterscheidungsfähigkeit von Logatomen und zur Zeitauflösung durchgeführt. Bei Überprüfungen der sprachlichen und kommunikativen Leistungen der Patienten wurden die sprachsystematischen und kommunikativ-pragmatischen Fähigkeiten der Patienten bestimmt. Die aktuellen Ergebnisse streuen interindividuell stark. Die sprachaudiometrischen Daten liegen zwischen 40% Wortverständnis im Mainzer Kindersprachtest II und 90% Einsilberverständnis im Göttinger Kindersprachverständnistest 2 bei den Kindern und zwischen 35 und 85% Einsilberverständnis bei den Erwachsenen. Die Logatome /da/ und /di/ werden von 77% der Patienten als unterschiedlich wahrgenommen. Die Zeitauflösung, ausgedrückt als Unterscheidbarkeit zweier Lücken im Rauschen, beträgt für 85% der Patienten mehr als 20 ms. Die in den Sprachuntersuchungen erhobenen Daten ergeben bei den postlingual ertaubten Patienten durchweg Normalbefunde, bei den prälingual ertaubten Kindern streuen die Ergebnisse stark. Die kommunikativ-pragmatische Kompetenz hat sich bei allen Patienten im Verlaufe der Rehabilitation nach Cochlea-Implantation teilweise erheblich verbessert.

Key Words

Cochlear implant · Long-term results · Speech perception · Time resolution

Long-Term Results of Cochlear Implant Patients

The documentation of results of a cochlear implantation (CI) is part of the post-operative rehabilitation programme. In this paper the audiometric and speech-related results of fourteen CI patients are presented together with their general communication skills. The adults were aged between 53 and 68 years (average age 61), and the children from 9 to 16 years (average age 11 years and 8 months). The age-matched audiometric tests included Mainz Speech Tests for Children I to III, Göttingen Children's Speech Perception Tests 1 and 2 and/or the Freiburg Speech Perception Test (numbers and monosyllabics). Furthermore, distinction tests were performed to examine the ability of the patients to differentiate between two logatoms and between various temporal stimuli. Speech production abilities and general communication skills were examined in addition. The current inter-individual results displayed a broad scatter. The audiometric results ranged from 40% word perception in Mainz Speech Test for Children II to 90% monosyllabics perception in the Göttingen Children's Speech Perception Test 2 and from 35 to 85% monosyllabics perception in adults. The logatoms /da/ and /di/ were perceived as different by 77% of the patients. The time resolution was no better than 20 ms for 85% of the patients. The speech-related parameters of the postlingually deafened patients were essentially regular. For the prelingually deaf children, the results were scattered. In terms of their communicational-pragmatic abilities, all patients scored much better at their current state of rehabilitation, in some cases substantially.

KARGER

Fax + 41 61 306 12 34
E-Mail karger@karger.ch
www.karger.com

1014–8221/99/0094–0120$17.50/0

Accessible online at:
www.karger.com/journals/orn

Dr. Michael Riebandt
Poliklinik für Phoniatrie und Pädaudiologie
Kardinal-von-Galen-Ring 10, D–48129 Münster (Deutschland)
Tel. +49 251 83 56886, Fax +49 251 83 56889
E-Mail m.riebandt@uni-muenster.de

Résultats à long terme de patients avec un implant cochléaire

La documentation des résultats d'un implant cochléaire (CI) fait partie de la réhabilitation et de la rééducation orthophonique. Dans cet exposé les résultats audiométriques et ceux du langage de quatorze patients avec CI sont présentés. En plus les moyens de communication des patients sont évalués. Les patients adultes sont âgés de 53 à 68 ans (médium 61 ans), les enfants de 9 à 16 ans (médium 11 ans et 8 mois). Les tests utilisés étaient le Mainz test de compréhension de la parole I à III pour enfants, le Göttingen test de compréhension de la parole 1 et 2 pour enfants et le Freiburg test d'intelligibilité des chiffres et des mots monosyllabiques. Supplémentairement un test mesurant la capacité de distinguer entre deux logatomes et entre plusieurs stimuli temporaux a été fait. Egalement, un bilan du développement du langage et de la parole ainsi qu'un bilan complet des moyens de communication des patients ont été effectués. Les résultats montrent de grandes différences interindividuelles. Chez les enfants, le maximum d'intelligibilité est de 40% (Mainz test de la compréhension de la parole II) et de 90% (Göttingen test de compréhension de la parole 2). Chez les adultes 35 à 85% des mots monosyllabiques sont compris. 77% des patients ont perçu les logatomes /da/ et /di/ comme différents. La résolution de différences de temps n'est pas mieux que 20 ms pour 85% des patients. Les paramètres de parole étaient normaux chez les adultes. Les enfants montrent de grandes différences. Tous les patients élaborent une meilleure communication pendant la période de la réhabilitation.

Einleitung

Bei der Therapie einer im Innenohr begründeten Gehörlosigkeit besteht seit Anfang der siebziger Jahre die Möglichkeit, die noch intakten Hörnervfasern über eine direkte elektrische Reizung zu erregen und so dem Patienten eine auditorische Wahrnehmung akustischer Signale zu ermöglichen [1, 2]. Dies geschieht mittels einer implantierten elektronischen Innenohrprothese, einem Cochlea-Implantat (CI). Ein solches Implantat ersetzt teilweise die ausgefallenen sensorischen Funktionen des Innenohres. In Münster wurden seit 1991 bei 55 Kindern und 18 Erwachsenen Cochlea-Implantationen durchgeführt. Das prä- und postoperative Prozedere ist ausführlich von Hartmann et al. [3, 4] dargestellt.

Mit einigen dieser Patienten wurden als Teil eines DFG-geförderten Projektes (Aktenzeichen Ho847/8-1) in Zusammenarbeit mit dem Institut für Experimentelle Audiologie Versuche zur Objektivierbarkeit von corticalen Prozessen durchgeführt, über die an anderer Stelle berichtet werden wird. Das Messprogramm umfasste dabei die Registrierung corticaler auditorisch evozierter elektrischer Potentiale und die Untersuchung der Mismatch Negativity (vergl. [5]).

Diese Patienten wurden parallel einem klinischen Untersuchungsprogramm unterzogen, das den Nutzen der CI-Versorgung hinsichtlich des Hörvermögens und der kommunikativen Kompetenz dokumentiert. Es erstreckt sich über Beobachtungszeiträume bis zu sieben Jahren. Die Ergebnisse dieser Untersuchungen in ihrem zeitlichen Verlauf sollen hier vorgestellt werden.

Methode

Patienten

An der Studie nahmen vierzehn prä- oder postoperativ ertaubte Patienten teil. Das Alter der Erwachsenen lag zwischen 53 und 68 Jahren (Mittelwert 61 Jahre; Standardabweichung 7 Jahre, 7 Monate), das der Kinder zwischen 9 und 16 Jahren (Mittelwert 11 Jahre, 8 Monate; Standardabweichung 2 Jahre, 3 Monate).

Neben der Bereitschaft und Fähigkeit, an den bis zu sieben mehrstündigen Messterminen teilzunehmen, wurde als Einschlusskriterium ein Mindestalter von sechs Jahren gefordert. Die individuellen Voraussetzungen der Patienten und Angaben zur CI-Versorgung sind in Tabelle 1 zusammengestellt. Zu den genannten Implantat-Systemen und Kodierungsstrategien siehe [6–9] (Nucleus) und [10–12] (MedEl).

Mehrfachbehinderungen über die in Tabelle 1 genannten anamnestischen Angaben hinaus lagen nicht vor.

Bei allen Patienten waren präoperativ die Trommelfell-Impedanzen unauffällig. Stapediusreflexe waren nicht auslösbar. Auditorisch evozierte Hirnstammpotentiale waren mittels Hirnstammaudiometrie [13] bis 100 dB bei den meisten Patienten nicht nachweisbar. Lediglich bei tiefen Frequenzen konnten bei einigen Patienten (E1, E4, K1, K2, K5, K10) mit 100 dB, selten mit 90 dB, Potentiale dargestellt werden.

Die Sprachverständlichkeit betrug präoperativ bei allen erwachsenen Patienten maximal 10% Einsilberverständlichkeit im Freiburger Sprachverständnistest; die Kinder hatten kein messbares Sprachverständnis im Freifeld.

Die Cochlea-Implantation erfolgte in der Klinik für Hals-, Nasen- und Ohrenheilkunde, die Rehabilitation in der Poliklinik für Phoniatrie und Pädaudiologie der Universität Münster.

Klinische Untersuchungen

Das klinische Untersuchungskonzept gliedert sich in audiometrische Tests und Untersuchungen sprachlich-kommunikativer Parameter. Die Ergebnisse der Tests werden sowohl im Verlauf als auch im aktuellen Stand dargestellt. Mittels Berechnungen der linearen Regression werden Zusammenhänge zwischen den Testergebnissen und den Einflussgrössen kognitive Begabung, Dauer der Taubheit, Alter bei Ersteinstellung des Sprachprozessors und Dauer der Hörerfahrung mit CI ermittelt.

Audiometrische Testverfahren

Zur Bestimmung der sprachperzeptiven Fertigkeiten der Patienten wurden je nach Alter und individuellem Rehabilitationsstand der Mainzer Kindersprachtest I bis III, der Göttinger Kindersprachverständnistest 1 und 2 oder der Freiburger Sprachverständnistest (Zahlen, Einsilber) mehrfach durchgeführt. Von den Ergebnissen mehrerer Messungen bei unterschiedlichen Lautstärken wurde jeweils das beste Testergebnis in die vorliegende Auswertung einbezogen.

Zusätzlich zu den routinemässig durchgeführten Hörtests wurden die Patienten dieser Studie einem *Differenzierungstest* unterzogen. Hierbei wird ihre Fähigkeit geprüft, zwei Stimuli als gleich oder ungleich wahrzunehmen. Die Lautstärke und die Einstellungen am Sprachprozessor wurden dabei nach Wunsch des Patienten gewählt. Im ersten Testdurchgang bestand das Stimulusmaterial aus je fünf Repräsentationen der Silben /da/ versus /di/ und /da/ versus /ta/. Das Sprachmaterial wurde in Kooperation mit dem Institut für Experimentelle Audiologie der Universität Münster entwickelt und von einer geschulten Sprecherin erzeugt. Die Logatome lagen als Audio-

Tabelle 1. Daten der Patienten

Patient	Ätiologie der Taubheit	Zusätzliche anamnestische Angaben	Alter bei Ertaubung (J;M)	Dauer der Taubheit (J;M)	Alter bei EE (J;M)	Dauer der Hörerfahrung mit CI (J;M)	CI-System	Strategie	Stimulationsmodus
E1	unbekannt	Niereninsuffizienz, Hypertonie	37;4	0;5	37;9	5;1	Nucleus CI 22M	Speak	BP+2
E2	progrediente IOS	keine			59;2	2;5	MedEl CI C40+	CIS	MP
E3	Meningitis	keine	27;6	19;4	62;0	5;11	Nucleus CI 22M	Speak	BP+1
E4	unbekannt	geistige Behinderung; Radikalhöhle	42;8	24;2	51;8	1;3	Nucleus CI 24M	Speak	MP1+2
K1	unbekannt	leichter ER	0	5;10	6;7	7;0	Nucleus CI 22M	Speak	BP+5
K2	viral	leichter ER	0;9	3;0	3;0	6;5	Nucleus CI 22M	Speak	CG
K3	unbekannt	leichter ER; Z. n. Explantation eines älteren CI	0	8;9	8;9	4;9	Nucleus CI 22M	Speak	BP+1
K4	Cytomegalie	keine	0;11	4;5	4;5	7;6	Nucleus CI 22M	Speak	BP+4
K6	Meningitis	keine	1;3	7;4	9;4	3;5	Nucleus CI 20+2	Speak	MP2
K7	unbekannt	keine	2;0	9;8	9;8	5;7	Nucleus CI 22M	Speak	BP+2
K5	Gentamycin	mittlerer ER	0	5;0	6;7	3;0	Nucleus CI 22M	Speak	BP+1
K8	unklar	nach Infekt aufgetretenes Fieber	0	2;5	3;4	7;3	Nucleus CI 22M	Speak	BP+1
K9	vermutlich hereditär	Krampfanfälle; zweisprachiges Umfeld	0	1;8	2;11	6;4	Nucleus CI 22M	Speak	CG
K10	unbekannt	leichter ER; zweisprachiges Umfeld	1;7	4;3	4;3	4;8	Nucleus CI 22M	Speak	CG

EE = Ersteinstellung des Sprachprozessors; Speak = Spectral Peak, Stimulationsrate = 250 Hz pro Kanal; MP = monopolar; CIS = continuous interleaved sampling, Stimulationsrate = 1800 Hz pro Kanal; BP = bipolar; ER = Entwicklungsrückstand; IOS = Innenohrschwerhörigkeit; CG = common ground (gemeinsame Masse).

datei vor und wurden von einem Standard-Pentium-PC über eine Soundkarte ausgegeben. Den Patienten wurden immer zwei Stimuli nacheinander dargeboten, und zwar entweder ein Minimalpaar oder ein Paar von Logatomen gleichen phonetischen Inhalts. Die Patienten sollten angeben, ob es sich jeweils um gleiche oder unterschiedliche Stimuli handelte.

Die Auswahl der Stimuli aus den je 5 Repräsentationen sowie die Reihenfolge der je 20 gleichen und ungleichen Paare wurde von einem Computerprogramm in einer für jeden Patienten gleichen pseudozufälligen Abfolge ausgewählt und abgespielt. Die Ratewahrscheinlichkeit betrug 50%.

Zur Bestimmung des ebenmerklichen Zeitunterschiedes wurden mit demselben Programm bei identischer Aufgabenstellung Sequenzen von Rosa Rauschen mit Lücken unterschiedlicher Länge verwendet. Die Stimuluspaare, die von den Patienten als gleich oder ungleich einzuschätzen waren, bestanden jeweils aus einem 500 ms langen Stimulus mit einer Lücke von 10 ms und einem anderen mit einer Lücke von 10, 15, 20 oder 30 ms. Wieder wurden pro Durchgang je 20 gleiche und ungleiche Paare in pseudozufälliger Reihenfolge dargeboten. Auch hier betrug die Ratewahrscheinlichkeit 50%.

Untersuchung der sprachsystematischen und kommunikativ-pragmatischen Fähigkeiten

Für die vorliegende Studie wurden alle sprachsystematischen Fähigkeiten in Anlehnung an eine herkömmliche logopädische Diagnostik (vergl. [14]) geprüft. Dazu gehören die Artikulation (Phonetik und Phonologie), Morphologie, Syntax, Prosodie, Nasalität, mittlere Sprechstimmlage und Sprechstimmumfang, auditive Aufmerksamkeit, auditive Differenzierung, auditive Merkfähigkeit. Die besondere Problematik dieser Patientengruppe, z. B. die Bedeutung der Ablesefähigkeit, musste berücksichtigt werden. Derzeit existieren im deutschsprachigen Raum für die frühen Phasen der Sprachentwicklung kaum standardisierte Tests und keine Normen für Hörgeschädigte, was eine deutliche Einschränkung hinsichtlich der Qualitätskontrolle bedeutet.

Zusätzlich zu den sprachsystematischen Parametern wurde die kommunikativ-pragmatische Kompetenz der Patienten einer Beurteilung durch eine Diplom-Logopädin unterzogen. Die Skala reichte von 1 (sehr schlecht) bis 10 (uneingeschränkt kommunikationsfähig).

Ergebnisse

Audiometrische Ergebnisse

Sprachaudiometrische Tests

Die individuelle Entwicklung des mit sprachaudiometrischen Verfahren prüfbaren Sprachverständnisses (Abb. 1) zeigt bei allen Patienten eine unmittelbar nach der Ersteinstellung einsetzende Verbesserung des Sprachverständnisses. Die Ergebnisse der jeweils zuerst eingesetzten Tests (Mainzer Kindersprachtest I bei Kindern, Freiburger Zahlentest bei Erwachsenen) steigen im Verlauf meist linear an.

Bei den Ergebnissen mit den Tests der nächsthöheren Schwierigkeitsstufe, also dem Mainzer Kindersprachtest II, dem Göttinger Kindersprachverständnistest 2 oder dem Freiburger Einsilbertest entwickeln sich zwei verschiedene Typen der Hörentwicklung: Bei den Patienten E1, E2, K2, K4, K7, K8 und K10 setzt sich diese positive Entwicklung auch bei den folgenden Messungen fort. Die übrigen Patienten (E3, K1, K3) verbessern sich in dieser Phase nur noch langsam oder erreichen gar nach einiger Zeit ihr individuelles Maximum des Sprachverständnisses und stagnieren seither auf diesem Niveau. Patient K9 befindet sich noch in der ersten Phase, die vergleichsweise langsam abläuft.

Die aktuellen Ergebnisse der sprachaudiometrischen Tests für acht Kinder (K5 und K6 verfügen noch nicht über messbares Sprachverständnis im Freifeld) und drei Erwachsene (E4 erschien nicht zu den postoperativen Hörtests) sind in Abbildung 2 dargestellt. Sie liegen zwischen 40% Wortverständnis im Mainzer Kindersprachtest II und 90% Einsilberverständnis im Göttinger Kin-

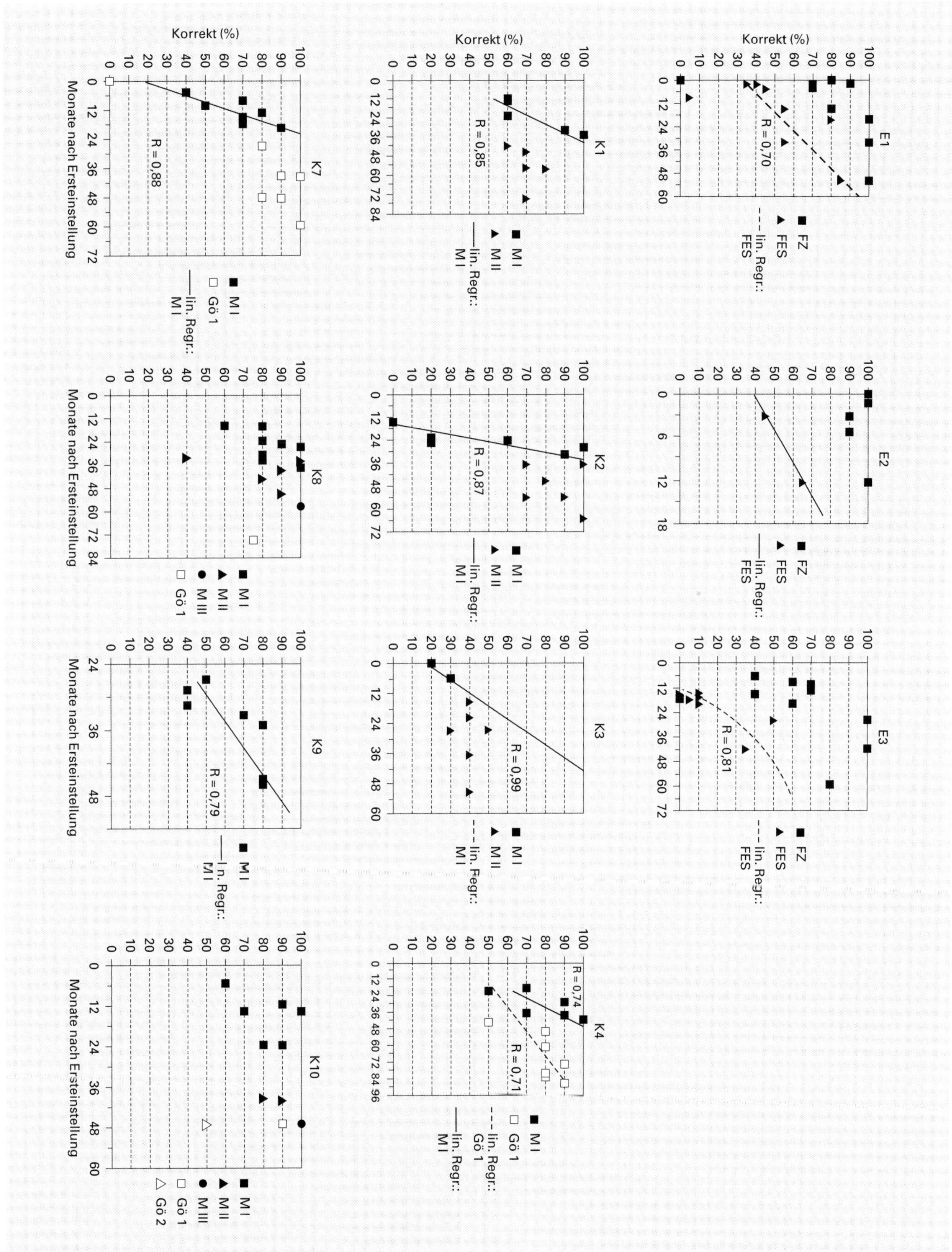

Abb. 1. Individuelle Entwicklung der Sprachtestergebnisse (M I, II, III: Mainzer Kindersprachtest I, II, III; Gö 1, 2: Göttinger Kindersprachverständnistest 1, 2; FZ, FES: Freiburger Sprachverständnistest mit Zahlen oder Einsilbern).

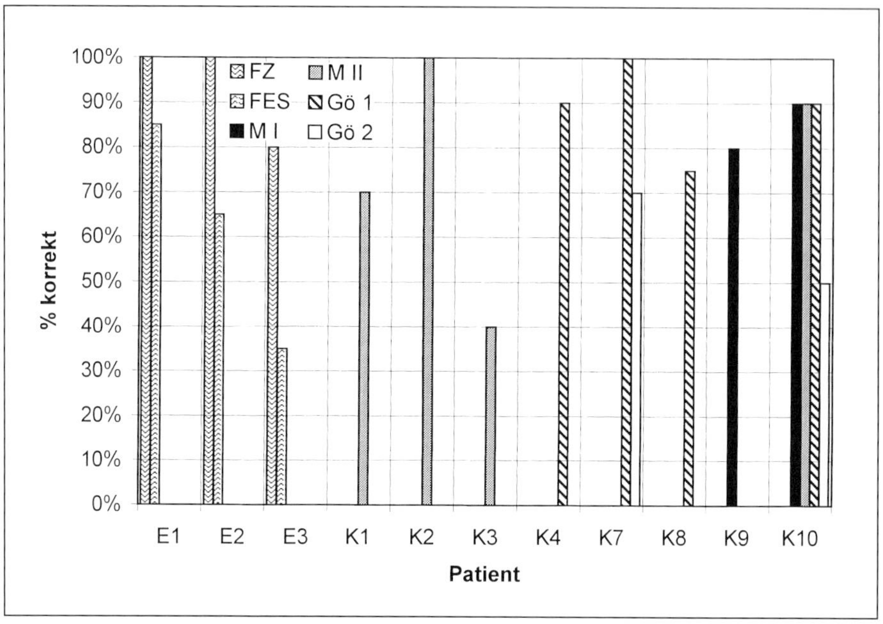

Abb. 2. Aktuelle Ergebnisse der Sprachaudiometrie (M I, II, III: Mainzer Kindersprachtest I, II, III; Gö 1, 2: Göttinger Kindersprachverständnistest 1, 2; FZ, FES: Freiburger Sprachverständnistest mit Zahlen oder Einsilbern). Bei nicht dargestellten Säulen waren die Tests nicht durchführbar.

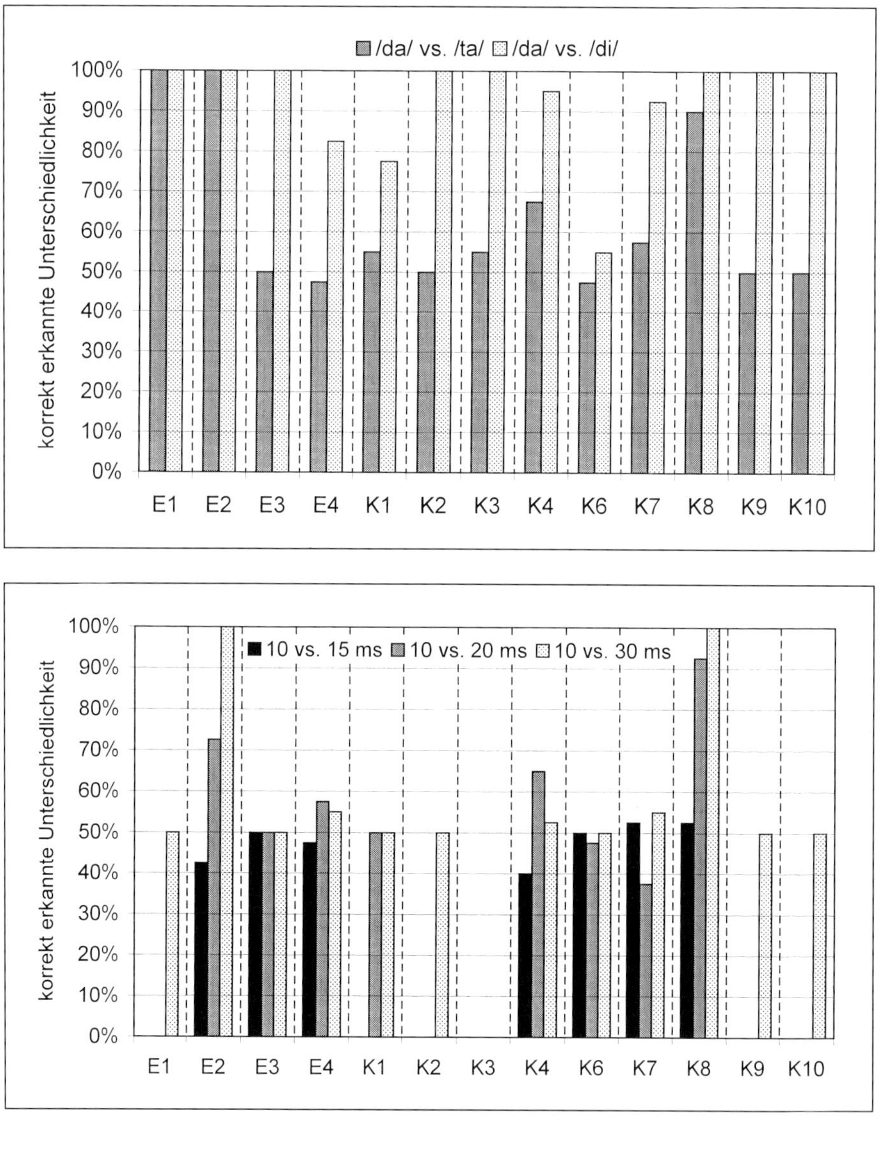

Abb. 3. Erkennungsraten der Unterschiedlichkeit zweier Stimuli (Ratewahrscheinlichkeit: 50%). Oben: Logatome /da/ und /di/. Unten: 5, 10 und 20 ms Unterschied in der Länge der Lücke. (Bei nicht dargestellten Säulen waren die Tests nicht durchführbar.)

dersprachverständnistest 2 bei den Kindern und variieren von 35 bis 85% Einsilberverständnis bei den Erwachsenen.

Zusammenhänge zwischen den in Tabelle 1 aufgeführten Voraussetzungen der Patienten und den Hörtestergebnissen sind wegen des kleinen Stichprobenumfangs nur bedingt bestimmbar. Es zeigt sich bei den Ergebnissen des Freiburger Einsilbertests und des Mainzer Kindersprachtests II tendenziell eine Abnahme der Erkennungsrate mit dem Alter bei der Ersteinstellung des Sprachprozessors.

Differenzierungstests

Die Wahrnehmung der Unterschiedlichkeit zweier Logatome konnte bei dreizehn Patienten mit dem Differenzierungstest geprüft werden (Abb. 3 oben). Den vokalischen Unterschied /da/ vs. /di/ erkannten zehn der dreizehn Patienten zu mehr als 90% korrekt, und alle erreichten eine Erkennungsrate oberhalb der Ratewahrscheinlichkeit von 50%. Die Stimmhaftigkeit der alveolaren Plosive, also die Unterschiedlichkeit der Logatome /da/ vs. /ta/, erkannten nur drei der dreizehn Patienten zu mindestens 90% korrekt, während neun Patienten kaum mehr als die Ratewahrscheinlichkeit erreichten. Die postlingual ertaubten Patienten zeigten tendenziell ein besseres Unterscheidungsvermögen für die Sprachstimuli.

Abbildung 3 unten stellt dar, inwieweit Unterschiede in der Länge von Lücken im Rauschen erkannt wurden. Der Unterschied 10 vs. 30 ms Lückendauer wurde von zwei Patienten zu 100% korrekt erkannt, während die übrigen 11 Patienten nur die Ratewahrscheinlichkeit oder wenig mehr erreichten. Den Gegensatz 10 vs. 20 ms erkannten vier der dreizehn Patienten besser als die Ratewahrscheinlichkeit. Einen Lückenunterschied von 5 ms vermochte keiner der Patienten zu erkennen. Die Erkennungsraten der Lückenlängen bei prä- und postlingual Ertaubten unterscheiden sich offensichtlich nicht.

Bei den prälingual Ertaubten besteht eine hohe negative Korrelation zwischen der Erkennungsrate für einen Lückenunterschied von 10 ms und der Dauer der Taubheit einerseits (R = 0,94) und dem Alter bei Ersteinstellung des Sprachprozessors andererseits (R = 0,90). Die Erkennungsrate des Unterschiedes /da/ vs. /ta/ korreliert hoch mit der Dauer der Taubheit der drei postlingual Ertaubten (R = 0,99).

Weitere Zusammenhänge zwischen den in Tabelle 1 aufgeführten Voraussetzungen der Patienten und den Erkennungsraten der Unterschiedlichkeit zweier Stimuli konnten nicht gefunden werden.

Sprachliche und kommunikativ-pragmatische Parameter

Die Ergebnisse sind in Tabelle 2 zusammengestellt. Die darin dokumentierten Rehabilitationserfolge der erwachsenen Patienten (E1, E2, E3; Patient E4 erschien nicht zu den Untersuchungsterminen) sind in allen Fällen gut. Sowohl die sprachsystematischen als auch die kommunikativ-pragmatischen Fähigkeiten sind nahezu normal. Die bevorzugte Kommunikationsstrategie ist die Lautsprache.

Die Ergebnisse der Kinder stellen sich weniger einheitlich dar. Auch nach z. T. mehreren Jahren der Rehabilitation sind nur zwei Kinder (K4, K7) in der Lage, alle Sprachlaute zu bilden, keines verfügt über eine unauffällige Phonologie oder Morphologie, nur eines (K7) über eine normale Syntax, nur zwei (K7, K10) über ausreichende Prosodie.

Dagegen hat sich das Ausmass der auditiven Aufmerksamkeit, Differenzierung und Merkfähigkeit bei den meisten der Kinder im Verlauf der CI-Tragedauer verbessert. Insbesondere zeigen jetzt alle Kinder eine sehr gute auditive Aufmerksamkeit.

Die kommunikativ-pragmatische Kompetenz erhöhte sich bei allen vierzehn Patienten seit der CI-Versorgung (Abb. 4).

Alle Kinder haben zum Zeitpunkt der Auswertung einen normalen Stimmumfang erreicht, bei noch nicht immer altersgemässer Lage der mittleren Sprechstimme.

Bei den Kindern hängt die bevorzugte Kommunikationsstrategie stark von der besuchten pädagogischen Einrichtung ab und kann somit nicht direkt als Kriterium zur Bewertung der CI-Versorgung angesehen werden. Hervorzuheben ist aber die Tatsache, dass alle Kinder, unabhängig von den parallel verwendeten visuellen Kommunikationsmitteln, auch Lautsprache einsetzen (Tab. 2).

Eine Korrelation zwischen den in Tabelle 1 dargestellten Voraussetzungen der Patienten und ihren Ergebnissen in den logopädischen Kontrolluntersuchungen konnte nicht gefunden werden. Es besteht lediglich ein schwacher positiver Zusammenhang zwischen dem präoperativen kognitiven Entwicklungsstand und den syntaktischen Fähigkeiten (R = 0,70) sowie ein schwacher negativer Zusammenhang zwischen der Dauer der Taubheit und der auditiven Merkfähigkeit (R = 0,75).

Diskussion

Die Rehabilitationsergebnisse Cochlea-implantierter Patienten weisen bekanntermassen eine sehr grosse interindividuelle Variabilität auf. Die Gründe dafür werden gemeinhin in den sehr unterschiedlichen Voraussetzungen der Patienten vermutet. Als wesentliche bestimmende Faktoren werden Dauer der Taubheit, Alter bei Implantation und kognitive Leistungen angenommen [15–18] Die hier dargestellten Ergebnisse der Sprachaudiometrie spiegeln die grosse Variabilität wider: Während einige Patienten noch nicht messbar Sprache verstehen (K5, K6), ihr individuelles Maximum der Wort- und Ein-

Tabelle 2. Ergebnisse der logopädischen Untersuchungen

Patient	Phonetik	Phonologie	Morphologie	Syntax	Prosodie	Nasalität	Mittl. Sprechstimmlage	Sprechstimmumfang	Aud. Aufmerksamkeit	Aud. Differenzierung	Aud. Merkfähigkeit	Kommunikative Kompetenz	Kommunikationsstrategie
E1	unauffällig	unauffällig	unauffällig	unauffällig	unauffällig	unauffällig	im Normbereich	normal	gut	gut	gut	9	Lautsprache, Ablesen
E2	unauffällig	unauffällig	unauffällig	unauffällig	unauffällig	unauffällig	nicht im Normbereich	normal	gut	gut	gut	9	Lautsprache, Ablesen
E3	unauffällig	unauffällig	unauffällig	unauffällig	unauffällig	unauffällig	nicht im Normbereich	normal	gut	nur in geschlossenen Listen	gut	9	Lautsprache, Ablesen
K1	multiple Dyslalie	phonologische Störung	erhebliche Defizite	erhebliche Defizite	auffällig	unauffällig	n. p.	n. p.	gut	nur in geschlossenen Listen	mittel	3	Lautsprache, LBG
K2	partielle Dyslalie	phonologische Störung	geringe bis mittlere Defizite	geringe bis mittlere Defizite	auffällig	unauffällig	n. p.	n. p.	gut	nur in geschlossenen Listen	mittel	6	Lautsprache, Ablesen
K3	universelle Dyslalie	phonologische Störung	erhebliche Defizite	erhebliche Defizite	auffällig	auffällig	nicht im Normbereich	altersgemäss	gut	nur in geschlossenen Listen	mittel	7	Lautsprache, PMS
K4	unauffällig	phonologische Störung	geringe bis mittlere Defizite	geringe bis mittlere Defizite	auffällig	unauffällig	nicht im Normbereich	altersgemäss	gut	nur in geschlossenen Listen	mittel	6	Lautsprache, LBG
K5	universelle Dyslalie	phonologische Störung	erhebliche Defizite	erhebliche Defizite	auffällig	unauffällig	nicht im Normbereich	altersgemäss	gut	schlecht	schlecht	4	Gebärden, Gesten
K6	partielle Dyslalie	phonologische Störung	geringe bis mittlere Defizite	geringe bis mittlere Defizite	auffällig	unauffällig	im Normbereich	altersgemäss	gut	schlecht	schlecht	5	Lautsprache, LBG
K7	unauffällig	phonologische Störung	geringe bis mittlere Defizite	unauffällig	unauffällig	auffällig	nicht im Normbereich	altersgemäss	gut	gut	gut	7	Lautsprache, Ablesen
K8	universelle Dyslalie	phonologische Störung	geringe bis mittlere Defizite	geringe bis mittlere Defizite	auffällig	unauffällig	im Normbereich	altersgemäss	gut	nur in geschlossenen Listen	mittel	7	Lautsprache, Ablesen
K9	partielle Dyslalie	phonologische Störung	geringe bis mittlere Defizite	geringe bis mittlere Defizite	auffällig	auffällig	nicht im Normbereich	altersgemäss	gut	gut	mittel	7	Lautsprache, PMS
K10	partielle Dyslalie	phonologische Störung	geringe bis mittlere Defizite	geringe bis mittlere Defizite	unauffällig	auffällig	nicht im Normbereich	altersgemäss	gut	gut	mittel	8	Lautsprache, Ablesen

PMS = Phonembestimmtes Manualsystem; LBG = lautsprachbegleitete Gebärden; n.p. = nicht prüfbar.

silbererkennung bereits erreicht haben (K3) oder nur noch sehr langsam geringe Fortschritte machen (E3, K1), entwickeln sich die Testergebnisse anderer (E1, E2, K2, K4, K7, K10) schneller und noch andauernd.

Fast allen Patienten der ersten Gruppe wurde präoperativ eine eher vorsichtige Prognose für den zu erwartenden Erfolg gestellt, da sie entweder sehr lange taub waren (E3) oder eine geringere kognitive Begabung zeigten (K1, K3, K5).

Der auf Logatome angewandte Differenzierungstest zeigte, dass zehn von dreizehn Patienten den Unterschied zwischen den Eckvokalen /a/ und /i/ in finaler Stellung sehr gut wahrnehmen.

Der Unterschied /da/ vs. /ta/ wird von neun der dreizehn Patienten nicht erkannt. Dies steht im Gegensatz zu einer früheren Studie [19] sowie zu Angaben von Mülder et al. [20], die die Stimmhaftigkeit als ein besonders gut zu erkennendes konsonantisches Sprachmerkmal identifizierten.

Bei der Untersuchung des Zeitauflösungsvermögens mit dem Differenzierungstest erwiesen sich die gewählten Stimulusgegensätze für elf der dreizehn Patienten als zu gering. Sie erreichten bei weitem nicht die durch die Stimulationsfrequenz von 250 Hz pro Kanal festgelegte theoretische Grenze der Zeitauflösung. Nur E2 und K8 konnten den Unterschied zwischen einer 10 ms langen und einer 30 ms langen Lücke sicher identifizieren. E2

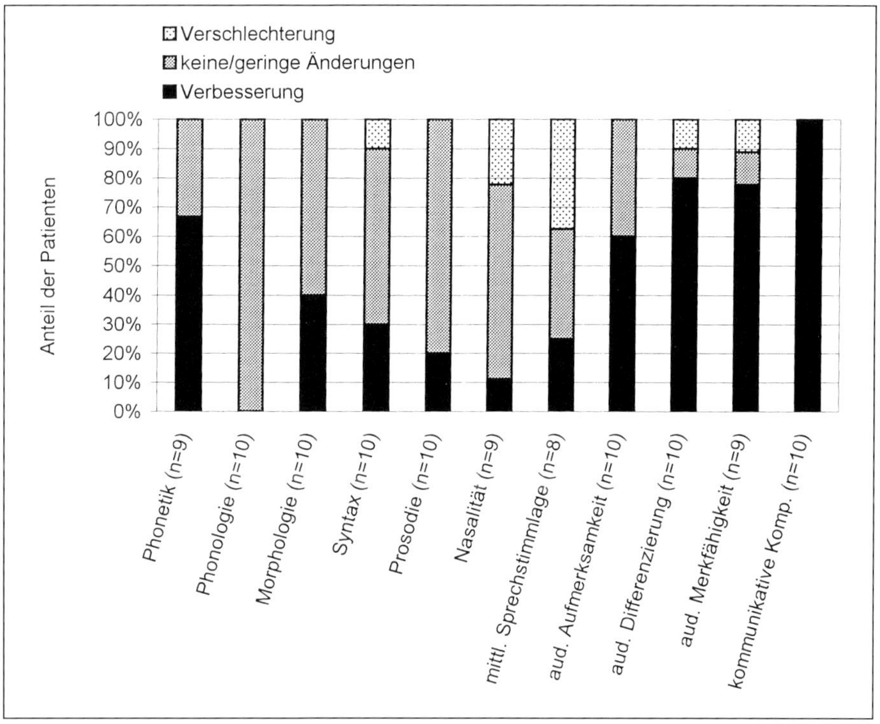

Abb. 4. Veränderungen sprachlicher und kommunikativer Leistungen bei Kindern im Verlauf der CI-Tragedauer.

profitierte damit möglicherweise von der vergleichsweise hohen Stimulationsrate seines CI-Systems. Die nur halb so grosse Anzahl intracochleärer Elektroden seines CI wirkte sich hingegen auf dieses Testergebnis nicht aus. K8 absolvierte den Differenzierungstest mit einer sehr hohen Motivation.

Das mit dem hier eingesetzten Differenzierungstest als grösser oder gleich 20 ms ermittelte Zeitauflösungsvermögen stimmt mit den in der Literatur genannten Werten überein. So nennt Shannon 2 bis 5 ms als Grenze der Zeitauflösung in der Lückenerkennung mit dem Nucleus CI22M [21], Busby und Clark bestimmen den Wert für unterschiedliche Stimulationsraten und Stimuluslängen zwischen 1,8 und 32,1 ms [22].

In der CI-Nachsorge an der Poliklinik für Phoniatrie und Pädaudiologie werden aus mehreren Gründen Kontrolluntersuchungen der sprachlichen und kommunikativen Leistungen durchgeführt: Zunächst dokumentieren die erhobenen Daten den individuellen postoperativen Verlauf der durch das Rehabilitationsprogramm erzielten Ergebnisse und tragen so auch zur Qualitätskontrolle bei. Darüber hinaus umfasst die Kontrolluntersuchung eine vom aktuell erhobenen Status ausgehende umfassende Beratung des Patienten oder seiner Bezugsperson hinsichtlich der weiteren therapeutischen Massnahmen im CI-Zentrum, ggf. auch in Rücksprache mit externen Therapeuten oder den betreuenden Sonderpädagogen. Entscheidung über Fortsetzung oder Intensivierung der Hör-Sprach-Therapie, Empfehlungen für die häusliche Hör-Sprach-Förderung durch die Eltern oder Hinweise für den schulischen oder Kindergartenalltag können fundiert gegeben werden. Nicht zuletzt kann durch die Darstellung der Erfolge oft auch die subjektive Zufriedenheit des Patienten erhöht werden.

Die Steigerung der Lebensqualität als eigentliches Ziel der Cochlea-Implantation kann durch die sprachsystematischen Fähigkeiten allein nur unzureichend beschrieben werden, sondern muss zu deren Umsetzung in den Alltag in Beziehung gesetzt werden. So kann ein nach sprachsystematischen Kriterien eher niedrig eingestuftes Kind u. U. durch gute kommunikative Fähigkeiten sein Defizit so kompensieren, dass die – vor allem bei spät mit einem CI versorgten Kindern grosse – Diskrepanz zwischen ihren kognitiven und sprachsystematischen Fähigkeiten nach und nach überwunden werden kann.

Die in den Untersuchungen erhoben Fähigkeiten der auditiven Differenzierung und Merkfähigkeit und der kommunikativ-pragmatischen Kompetenz variieren bei den prälingual ertaubten Kindern interindividuell ähnlich wie die Ergebnisse der Sprachaudiometrie.

Die bei einigen der Kindern eher geringen Erfolge müssen im Zusammenhang mit der Untersuchungsmethode und dem Umfeld der Kinder gesehen werden: Die logopädischen Untersuchungen in der bisher durchgeführten Form erfassen die Veränderungen der einzelnen Parameter nicht fein abgestuft, wie z. B. das Ausmass einer phonologischen Störung oder die Verbesserung syntaktischer Strukturen. Gerade der Beginn der Sprachentwicklung wird dadurch kaum dokumentiert.

Auch darf der Einfluss des schulischen und häuslichen Umfeldes auf die Entwicklung des logopädischen Parameter nicht unterschätzt werden. Wenn ein Kind z. B. in der Gehörlosenschule und zu Hause Sprachvorbilder mit geringer Prosodie hat, wird es selbst ebenfalls keine ausreichende Prosodie entwickeln können. Eine Aussage über die Effizienz der Rehabilitation nach CI kann darauf dann sicher nicht gestützt werden.

Als weiterer Grund muss die Auswahl der Patienten gesehen werden: Wegen des umfangreichen elektrophysiologischen Messprogramms konnte nur ein geringer Teil der in Frage kommenden Patienten zur Teilnahme an der Studie gewonnen werden. Dabei handelte es sich neben den sehr guten Patienten z. T. um solche mit weniger grossem Rehabilitationserfolg. Diese Patienten versprachen sich von der Auswertung der bei ihnen durchgeführten Messungen positive Auswirkungen auf die Sprachprozessor-Einstellung und damit einen verbesserten Hörerfolg. Wenn dies auch in Einzelfällen erreicht werden konnte, so bleiben doch die von dieser Patientengruppe bisher erzielten Erfolge eher niedrig.

Gegenstand der vorliegenden Untersuchung war über die Darstellung der aktuellen Testergebnisse und deren bisherigen Entwicklung hinaus auch die Analyse aller erhobenen Testergebnisse im Hinblick auf Zusammenhänge mit den individuellen Voraussetzungen der Patienten, vor allem mit der kognitiven Begabung, der Dauer der Taubheit, dem Alter bei Ersteinstellung des Sprachprozessors und der Dauer der Hörerfahrung mit CI. Veröffentlichungen anderer Autoren liessen hier bessere Testergebnisse bei höherer Intelligenz, kürzerer Taubheit [23, 24], niedrigerem Implantationsalter [15] und längerer CI-Tragedauer [25] erwarten. Einige dieser Einflussgrössen stehen auch bei den hier untersuchten Patienten in Zusammenhang und bestätigen damit deren Bedeutung als Prädiktoren des Rehabilitationserfolges.

Literatur

1 Tyler RS: Cochlear Implant Audiological Foundations. San Diego, Whurr, 1993.

2 McCormick B, Archbold S, Shepard S: Cochlear implants for young children – The Nottingham approach to assessment and rehabilitation. London, Whurr, 1995.

3 Hartmann S, Seifert E, Riebandt M, Lamprecht-Dinnesen A, Deitmer T, Hanisch H, Morawin D: Kochleaimplantation: Eine interdisziplinäre Aufgabe. ORL Nova 1994;4:244–251.

4 Hartmann S, Borstel M, Lamprecht-Dinnesen A: Preoperative and postoperative diagnostic program for infants with cochlear implants: Phoniatric, logopedic, pedagogic, and psycholinguistic aspect. Ann Otol Rhinol Laryngol Suppl 1995;166:210–212.

5 Kraus N, Micco AG, Koch DB, Mc Gee T, Carrell T, Sharma A, Wiet RJ, Weingarten CZ: The mismatch negativity cortical evoked potential elicited by speech in cochlear-implant users. Hear Res 1993;65:118–124.

6 Clark GM, Hallworth RJ: A multiple-electrode array for a cochlear implant. J Laryngol Otol 1976;90:623–627.

7 Clark GM, Blamey PJ, Brown AM: The University of Melbourne – Nucleus multi-electrode cochlear implant. Adv Otorhinolaryngol 1987; 38:1–189.

8 McDermott HJ: An advanced multiple channel cochlear implant. IEEE Trans Biomed Eng 1989;36:789–797.

9 Skinner MW, Clark GM, Whitford LA, Seligman PM, Staller SJ, Shipp DB, Shalopp JK, Everingham C, Menapce CM, Arndt PL, Antogenelli T, Brimacompe JA, Pijl S, Daniels P, George CR, McDermott HJ, Beiter AL: Evaluation of a new spectral peak coding strategy for the Nucleus 22 channel cochlear implant system. Am J Otol 1994;15(suppl 2):15–27.

10 Hochmair-Desoyer IJ, Hochmair E: Implementation of coding strategies in cochlear implant systems and comparative results. Central East Europ Otorhinolaryngol Head Neck Surg 1995.

11 Wilson BS, Finley CC, Lawson DT, Wolford RD, Eddington DK, Rabinowitz WM: Better speech recognition with cochlear implant. Nature 1991;352:236–238.

12 Wilson BS, Lawson DT, Finley CC, Wolford RD: Coding strategies for multichannel cochlear prostheses. Am J Otol 1991;12(suppl 1): 56–61.

13 Hoke M, Pantev C, Ansa L, Lütkenhöner B, Herrmann E: A timesaving BERA technique for frequency-specific assessment of the auditory threshold through tone-pulse series stimulation (TOPSTIM) with simultaneous gliding high-pass noise masking (GHINOMA). Acta Otolaryngol Suppl Stockh 1991;482:45–56.

14 Springer L, Schrey-Dern D: Logopädische Diagnostik von Sprachentwicklungsstörungen. Stuttgart, Thieme, 1994.

15 Nikolopoulos TP, O'Donoghue GM, Archbold S: Age at implantation: its importance in pediatric cochlear implantation. Laryngoscope 1999;109:595–599.

16 Miyamoto RT, Svirsky MA, Robbins AM: Enhancement of expressive language in prelingually deaf children with cochlear implants. Acta Otolaryngol (Stockh) 1997;117:154–157.

17 Cohen LT, Busby PA, Clark GM: Cochlear implant place psychophysics. 2. Comparison of forward masking and pitch estimation data. Audiol Neurootol 1996;1:278–292.

18 Ito J, Takagi A, Kawano M, Takahashi H, Honjo I: Results with the currently used cochlear implant. Ann Otol Rhinol Laryngol Suppl 1995;166:298–300.

19 Riebandt M: Multidimensionale Skalierung als Hilfsmittel in der Hör-Sprach-Therapie bei Patienten mit einem Cochlea-Implantat; Dissertation Münster 1997.

20 Mülder HE, Olphen AF, v. Bosman A, Smoorenburg GF: Phoneme recognition by deaf individuals using the multichannel nucleus cochlear implant. Acta Otolaryngol (Stockh) 1992;112:946–955.

21 Shannon RV: Basic perceptual capabilities; in Tyler RS (ed): Cochlear Implant Audiological Foundations. San Diego, Whurr, 1993, pp 367–370.

22 Busby PA, Clark GM: Gap detection by early-deafened cochlear-implant subjects. J Acoust Soc Am 1999;105:1841–1852.

23 Albu S, Babighian G: Predictive factors in cochlear implants. Acta Otorhinolaryngol Belg 1997;51:11–16.

24 Blamey PJ, Pyman BC, Gordon M, Clark GM, Brown AM, Dowle RC, Hollow RD: Factors predicting postoperative sentence scores in postlinguistically deaf adult cochlear implant patients. Ann Otol Rhinol Laryngol 1992;101: 342–348.

25 Gantz BJ, Woodworth GG: Multivariate predictors of audiological success with multichannel cochlear implant. Ann Otol Rhinol Laryngol 1993;102:909–916.

Oto-Rhino-Laryngologia NOVA

Otorhinolaryngol Nova 1999;9:129–136

Mechanismen der Wachstumsregulation bei Karzinomen – ein Überblick

U. Ganzer I. Haas H. Bier P. Koldovsky

HNO-Klinik der Heinrich-Heine-Universität, Düsseldorf, Deutschland

Zusammenfassung

Die stagnierenden Heilungsraten für Karzinome der Kopf-Hals-Region lassen sich möglicherweise durch Beeinflussung der Wachstumsregulation des Tumorgewebes verbessern, indem beispielsweise wachstumsstimulierende Einflüsse gehemmt oder vice versa wachstumshemmende Faktoren verstärkt werden. Voraussetzung für ein gerichtetes Eingreifen in derartige biologische Systeme ist die Kenntnis nicht nur der an ihr beteiligten Einzelkomponenten, sondern auch der Interaktionen innerhalb des Systems. Dabei sind einerseits die wechselseitigen Beziehungen zwischen den Tumorzellen selbst, andererseits aber auch die Interaktionen zwischen ihnen und dem Stroma zu berücksichtigen. Wir sind deshalb der Frage nachgegangen, welchen Einfluss Fibroblasten und eventuell auch Tumorzellen selbst auf die Proliferation von Plattenepithelkarzinom-Zellen ausüben. Unsere Ergebnisse werden unter Berücksichtigung des einschlägigen Schrifttums im Sinne einer Übersicht zusammenfassend dargestellt. Es wird gezeigt, dass in unterschiedlichen Experimentalsystemen sowohl Fibroblasten als auch Tumorzellen das Wachstum von Tumorzellen offensichtlich stimulieren wie auch behindern können. Fördernde und hemmende Aktivitäten können gleichzeitig von einundderselben Zellpopulation ausgehen, und es ist eine Frage der Zielzelle, ihrer Mikroumgebung und des Kultivationsmodells, welcher Einfluss überwiegt. Tumorwachstum ist demnach ein Wechselspiel gegenseitiger Beeinflussungen der daran beteiligten Zellen, wobei nicht nur der Fibroblast wachstumsfördernd oder -hemmend auf die Tumorzelle einwirkt, sondern auch die malignen Zellen selbst sich sowohl in ihrem Verhalten gegenseitig als auch das benachbarte Stroma beeinflussen.

Key Words

Squamous cell carcinoma cell lines · Mesenchymal-epithelial interactions · Growth inhibition · Fibroblasts

Mechanisms of Growth Regulation in Carcinomas – a Survey

Poor prognosis of head and neck carcinomas forces us to look for new treatment options which can possibly arise from a better insight in growth regulation of these tumors. Prerequisite of interfering in such biological systems is not only a good knowledge of the involved components but also of their interactions within the system. This overview summarizes aspects of growth regulation in normal and malignant tissues and in particular explains the importance of interactions between tumor cells and fibroblasts as well as between tumor cells. With regard to own experimental observations on proliferation of head and neck squamous cell carcinoma cell lines it is explained that in different experimental systems fibroblasts of patients with head and neck carcinomas are obviously capable of both supporting and hampering the growth of tumor cells. Both the supporting and the inhibitory activities are exerted simultaneously by the same cells and it depends on the target cells, their microenvironment and the cultivation model, which influence prevails. Furthermore it is shown that tumor cell proliferation is not only influenced by the stromal cells but also by the tumor cells themselves which have the capacity to stimulate as well as to inhibit tumor growth. Although tumor growth is a complex interplay of the involved components and so far hardly enlightened, these observations can, depending on further investigations in this direction, contribute to the development of new treatment strategies using the well-known idea that tumor cell growth can be influenced by selective inhibition of growth stimulatory forces as well as by stimulation of inhibitory growth controls.

KARGER

Fax + 41 61 306 12 34
E-Mail karger@karger.ch
www.karger.com

1014–8221/99/0094–0129$17.50/0

Accessible online at:
www.karger.com/journals/orn

Prof. Dr. U. Ganzer
HNO-Klinik der Heinrich-Heine-Universität
Moorenstrasse 5
D–40225 Düsseldorf (Deutschland)
Tel. +49 211 81 17570, Fax +49 211 81 18880

Des mécanismes de la régulation de l'augmentation aux carcinomes – un résumé

Peut-être qu'on peut améliorer le pronostic des carcinomes concernant la région crânienne et cervicale par l'influence de la régulation de l'augmentation du tissu de la tumeur: Par exemple, des influences, qui stimulent l'augmentation, sont arrêtées, ou vice versa, des facteurs, qui arrêtent l'augmentation, sont fortifiés. La supposition pour l'intervention aux systèmes biologiques de telle manière est non seulement la connaissance des composantes qui y participent, mais aussi la connaissance des interactions au-dedans du système. D'un côté, les rapports réciproques entre les cellules malignes, et de l'autre les interactions entre eux et les cellules saines (stroma) doivent être pris en considération. A cause de cela, nous nous sommes occupés de la question quelle influence les fibroblastes et les cellules malignes même ont sur la prolifération des cellules de tumeur. Nos résultats sont présentés en raison de la littérature s'y rapportant au sens d'une vue d'ensemble. Il est montré que non seulement les fibroblastes mais encore les cellules de carcinome évidemment peuvent stimuler et arrêter l'augmentation des cellules de la tumeur dans de variables systèmes expérimentaux. Les activités accélérantes et arrêtantes peuvent partir de la même population de cellules en même temps; et cela dépend de la cellule objective, son microentourage et du modèle de cultivation quelle influence prédomine. D'après cela, l'augmentation de la tumeur est une influence mutuelle des cellules participantes, où non seulement le fibroblaste agit sur la cellule de carcinome en accélérant ou arrêtant l'augmentation, mais aussi les cellules malignes mêmes s'influencent dans leur rétention réciproquement et le tissu voisin.

In der Hoffnung, die seit mehr als zwei Jahrzehnten stagnierenden Heilungsraten für bösartige Geschwülste nicht nur der Kopf-Hals-Region verbessern zu können, wurden und werden die biologischen Charakteristika des malignen Wachstums besonders intensiv untersucht. Die dabei gewonnene Flut von Einzelergebnissen hat zwangsläufig dazu geführt, dass die komplexen Interaktionen innerhalb des biologischen Systems «Tumor» immer schwieriger zu verstehen sind [1]. Dennoch besteht Aussicht, die komplexen Systeme der Wachstumsregulation in die eine oder andere Richtung manipulieren und daraus einen therapeutischen Nutzen für den Patienten gewinnen zu können. Die Therapie könnte dabei entweder auf eine Hemmung wachstumsstimulierender Einflüsse oder auf eine Verstärkung der wachstumshemmenden Faktoren abzielen [2, 3]. Voraussetzung für ein gerichtetes Eingreifen in derartige biologische Systeme ist allerdings nicht nur die Kenntnis der beteiligten Einzelkomponenten, sondern auch das Verständnis ihrer vielfältigen Interaktionen, wobei der Wechselbeziehung zwischen Tumorzellen und Stroma eine besondere Bedeutung zuzukommen scheint.

Im folgenden soll unter Berücksichtigung des Schrifttums und eigener, im Experiment gewonnener – im Detail weitgehend noch nicht publizierter und deshalb tabellarisch zusammengefasster (Tab. 3) – Ergebnisse auf diese Problematik näher eingegangen und dabei der Wachstumshemmung sowie der Bedeutung, die den Fibroblasten in diesem Kontext zukommt, besondere Beachtung geschenkt werden. Vorangestellt seien einige allgemeine Anmerkungen über die bisherigen Kenntnisse vom Wachstum normaler und maligner Gewebe.

Normales Wachstum

Wachstum und Funktion von Normalgeweben werden durch ein abgestimmtes Zusammenspiel zahlreicher stimulierender und hemmender Faktoren sowie von Regelkreisen mit positiven und negativen Verstärkungen kontrolliert. Daran sind neben der grossen, aus löslichen Peptiden bestehenden Gruppe der Wachstums- und Differenzierungsfaktoren und ihren Rezeptoren auch so unterschiedliche Moleküle wie Aminosäuren, Nukleotide, niedermolekulare Nährstoffe, Ionen, kurzlebige Gasverbindungen etc. sowie nicht zuletzt zelluläre Elemente und die Extrazellularmatrix massgeblich beteiligt. Aus den Interaktionen dieser Komponenten resultiert ein den jeweiligen Bedürfnissen des Organismus angepasstes Gleichgewicht aus ruhenden, proliferierenden und sterbenden sowie den funktionellen Erfordernissen entsprechend differenzierten Zellen oder aber ein erwünschtes, zumeist örtlich und/oder zeitlich begrenztes Ungleichgewicht wie beispielsweise während der Wundheilung [4–6]. Die hierfür notwendigen Signale werden durch Moleküle autokrin auf die produzierende, para-/juxtakrin auf benachbarte und endokrin auf dem Blutweg auf weiter entfernte Zellen übertragen. Ausserdem vermitteln kommunizierende Zellverbindungen wie gap junctions und Synapsen chemische und elektrische Signale. Eine Vielfalt intra- und interzellulärer Kontroll- und Regulationssysteme gewährleistet dabei die Wahrung der Integrität des Organismus.

Malignes Wachstum

Karzinome haben sich dieser äusserst wirksamen Kontrolle des Wachstums bis zu einem gewissen Grad entzogen [7, 8]. Aber auch sie wachsen nicht völlig ungehemmt, weder in vitro, erkennbar an der dichteabhängigen Wachstumshemmung von Tumorzellen in der Kultur, noch in vivo, wie die klinische Erfahrung zeigt. Denn beispielsweise wachsen Tumoren in vivo nicht entsprechend ihrer in vitro bestimmbaren Populationsverdopplungszeit von wenigen Stunden bis Tagen, und ihr Wachstum nimmt ungeachtet der Blutversorgung mit zunehmender Grösse schrittweise ab bzw. erreicht ein Plateau [9, 10]. Offenbar unterliegt auch das Wachstum von Malignomen stimulierenden und hemmenden Mechanismen, die denen normaler Gewebe ähnlich sind. Stimulation und Hemmung stehen jedoch zweifellos in einem für das Überleben des Wirtsorganismus ungünstigen Verhältnis.

Malignes Wachstum beruht per definitionem auf einer fundamentalen Störung der intra- und extrazellulären Regulations- und Kontrollmechanismen, und zwar nicht nur bezogen auf die einzelne Zelle, sondern auch im Hinblick auf die Kommunikation der Zellen untereinander. Für die Manifestation des Tumorwachstums sind stets mehrere unterschiedliche Defekte erforderlich [11]. In erster Linie kommt es zu einer Aktivierung von Onkogenen und zu einer Inaktivierung von Tumor-Suppressorgenen, wobei die transformierenden Effekte sich nicht nur addieren, sondern häufig synergistisch ineinandergreifen [12, 13]. In vitro und in vivo lassen sich sehr oft genetische Alterationen und/oder eine aberrante Expression von Wachstumsfaktoren und ihren Rezeptoren nachweisen [14], wodurch entweder die Proliferation der transformierten Zellen stimuliert, die Differenzierung gehemmt oder der programmierte Zelltod (Apoptose) verhindert wird. Der Tumor ist dadurch in der Lage, sich seine eigenen Wachstumsbedingungen zu schaffen, wobei er unterschiedliche Wege beschreitet [2]:

Krebszellen produzieren und sezernieren Wachstumsfaktoren, mit denen sie sich selbst autokrin und andere epitheliale wie auch stromale Zellen para- bzw. juxtakrin – beispielsweise zur Teilung – anregen [3, 15]. Ausserdem können auf diesem Weg Zellen der Mikroumgebung zur Produktion von Faktoren stimuliert werden, die wiederum die Tumorzellen in ihrem biologischen Verhalten beeinflussen. Weiterhin sind maligne Zellen in der Lage, durch Änderung der Rezeptoraffinität oder Erhöhung der Rezeptordichte verstärkt auf Wachstumsfaktoren anzusprechen. Zudem sind Veränderungen intrazellulärer Regulationsmechanismen wie z.B. eine von Wachstumsfaktoren unabhängige Aktivierung von Rezeptoren oder eine Störung des Postrezeptor-Signaltransduktionsweges möglich. Und schliesslich finden sich in bösartigen Tumoren haufig auch Defekte inhibitorischer Systeme, beispielsweise in der Synthese von oder in der Sensitivität gegenüber wachstumshemmenden Faktoren [3, 9, 16, 17].

Im wesentlichen hypothetisch sind bislang die Vorstellungen über parakrine Effekte von Wachstumsfaktoren, die von den Tumor- oder den benachbarten mesenchymalen Zellen selbst produziert werden [18, 19]. Bekannt ist, dass Fibroblasten das Wachstum manifester Tumorzellen unterstützen können, weshalb sie in der experimentellen Onkologie gern als «Feeder-Layer» eingesetzt werden. Des weiteren haben Koldovsky et al. [20] wie auch andere [21, 22] nachgewiesen, das Fibroblasten während der in-vitro-Transformation epithelialer Zellen deren Proliferation fördern. Welche Rolle die Zellen des Stromas bei der Interaktion zwischen Tumor- und Wirtsgewebe spielen, ist jedoch nur ansatzweise, z.B. bei Mammakarzinomen, untersucht worden [23–27]. Für Plattenepithelkarzinome der Kopf-Hals-Region ist über die Förderung der Invasion und Metastasierung von Tumorzellen durch stromale Zellen einiges [28–31], im Hinblick auf die Beeinflussung des Proliferationsverhaltens jedoch praktisch nichts bekannt. Lediglich für Primärkulturen konnte gezeigt werden, dass in vitro langfristig die meisten Tumoren durch Fibroblasten in ihrem Wachstum gehemmt und nur wenige gefördert werden [32]. Zudem lässt die von Shirasuna et al. [33] nachgewiesene Wachstumshemmung einer humanen Adenokarzinomlinie durch konditioniertes Medium von Mausfibroblasten vermuten, dass Fibroblasten inhibierende Faktoren sezernieren.

Wachstumsinhibition

Organspezifische Mitoseninhibitoren wurden bereits in den fünfziger Jahren zunächst aus Leber und Niere [34], später auch aus der Epidermis [4, 5] präpariert. 1968 konnten Bullough und Laurence [9, 35] zeigen, dass Plattenepithelkarzinome bei Kaninchen sowie Melanome in Mäusen und Hamstern ebenfalls epidermale Mitoseinhibitoren synthetisieren. Die Karzinomzellen selbst reagierten auf diese Faktoren mit einer Herabsetzung ihrer DNA-Synthese. Die Konzentration derartiger gewebespezifischer «Hemmstoffe» fiel in den Tumorzellen jedoch niedriger aus als in deren nicht transformierten Ursprungszellen, worauf sich die trotz des Vorhandenseins dieser Selbst-Inhibitoren erhöhte Mitoserate der Tumorzellen zumindest teilweise zurückführen liess [9, 35]. Rytömaa und Kiviniemi [16] beschrieben zudem, dass leukämische Zellen trotz einer erhöhten Inhibitorkonzentration im Serum von an Leukämie erkrankten Ratten gegenüber diesen zellspezifischen Inhibitoren weniger empfindlich waren als ihre Ursprungszellen. Sie legten damit bereits den Grundstein für die später von Sporn und Roberts entwickelte Theorie, nach der maligne Tumoren Hemm-Mechanismen durch eine Herabsetzung der Empfindlichkeit gegenüber ihren Wachstumsinhibitoren entgehen können [3, 17]. In den siebziger Jahren isolierten dann Holley et al. [36] höhermolekulare Proteine aus Affennieren, die in einer Konzentration von wenigen ng/ml das Wachstum ihrer Erzeugerzellen in der G_1-Phase des Zellzyklus anhalten konnten. Auch aus einer humanen Rhabdomyosarkomlinie konnten verschiedene Peptide gewonnen werden, die das Wachstum mehrerer humaner Tumorzell-Linien hemmten [37, 38]. Wie sich später zeigte [39–41], hat es sich bereits bei den Affennierenproteinen wahrscheinlich um Mitglieder der TGFβ-Familie, dem zur Zeit bekanntesten, von vielen Zellen sezernierten wachstumshemmenden Faktor gehandelt [42]. Er wurde 1984 von Massagué [43] aus einer virustransformierten Rattenfibroblastenlinie isoliert und belebte die Diskussion um die Beeinflussung von Tumorzellen durch hemmende Faktoren [44]. Ebenfalls bereits seit

Tabelle 1. Experimental- und Kultursysteme zur Proliferationsmessung

Experimental-/Kultursystem	Beschreibung des Experimentalsystems	Messmethode
Primärkulturen aus KHK-Biopsien		mikroskopische Beobachtung
3-dimensionales Sphäroid-Modell für 96-well-Mikrotestplatten [67]	dreidimensionale Aggregation und definierte Kokultivation von KHK-ZL mit FB	Planimetrie (Volumetrie)/ Zeit: Wachstumskurve
2-dimensionaler Monolayer in 96-well-Mikrotestplatten	Monolayerkulturen von KHK-ZL nach Vorinkubation der Tumorzellen mit subzellulären FB-Fraktionen	MTT-Assay [68–69]
2-dimensionaler Monolayer in 6-well-Platten	Kokultivation von KHK-ZL mit FB in einem Zweikammer-Modell	Koloniebildungsfähigkeit
2-dimensionaler Monolayer in 96-well-Mikrotestplatten	Monolayerkulturen von KHK-ZL mit Überständen von FB- bzw. Tumorzellkulturen	MTT-Assay
2-dimensionaler Monolayer in 96-well-Mikrotestplatten	Monolayerkulturen von KHK-ZL mit Fraktionen von FB- bzw. Tumorzellkulturüberständen	MTT-Assay

FB = Fibroblasten; KHK = Kopf-Hals-Karzinome; ML = Monolayer; ZL = Zell-Linien.

Tabelle 2. Tumorzellinien, etabliert aus Plattenepithelkarzinomen der Kopf-Hals-Region

Tumorzellinie	Herkunft und Klassifikation
UD-SCC-1[1]	Oropharynx $pT_3 M_0G_3$, Primärtumor
UD-SCC-2[1]	Hypopharynx $pT1pN_0M_xG_3$, Primärtumor
UM-SCC-11B[2]	Larynx $T_2N_{2a}M_xGx$, Primärtumor
UM-SCC-14C[2]	Mundboden $T_1N_0M_xGx$, 3. Rezidiv des Primärtumors
UM-SCC-22B[2]	Hypopharynx $T_2N_1M_xGx$, Lymphknoten-Metastase
HLaC 79[3]	Larynx $T_2N_2M_xGx$, Lymphknoten-Metastase

[1] Etabliert im Forschungslabor der Heinrich-Heine-Universität Düsseldorf.
[2] Etabliert an der Universität Michigan, Ann Arbor, USA [49, 50].
[3] Etabliert an der Universität Würzburg [51–53].

den sechziger Jahren wurde in Erwägung gezogen, dass auch nicht-transformierte, aus der Umgebung des Tumors stammende Epithelzellen an der Wachstumskontrolle von Karzinomen [9, 45–47] beteiligt sein könnten.

Fasst man die Literatur zusammen, ergeben sich mehrere Hinweise auf die Existenz inhibitorischer Faktoren in bösartigen Tumoren. Diese Faktoren werden entweder von den Tumorzellen selbst und/oder dem Tumorstroma gebildet, wobei die Interaktion einerseits durch Zellkontakt und andererseits über lösliche Faktoren erfolgen kann. Hemmende Faktoren sind möglicherweise in geringerem Ausmass vorhanden als wachstumsfördernde und entgehen dadurch dem Nachweis. Des weiteren waren die bisher untersuchten Zielzellen unter Umständen nur wenig oder gar nicht sensitiv gegenüber den hemmenden Faktoren. Auch sind bislang kaum direkte Kokultivationen von Tumorzellen mit Fibroblasten durchgeführt worden, möglicherweise weil keine geeigneten Experimentalsysteme zur Verfügung standen.

Eigene Untersuchungen

Um Einflüsse von mesenchymalen und Karzinomzellen auf die Proliferation von Plattenepithelkarzinomzellen identifizieren und charakterisieren zu können, war es zunächst erforderlich, verschiedene Experimentalsysteme neu zu etablieren und bereits bekannte zu modifizieren [48] (Tab. 1). Denn je unterschiedlicher die Versuchsansätze sind, desto eher gelingt möglicherweise die Annäherung an die in-vivo-Situation und desto besser lässt sich das komplexe Problem von verschiedenen Seiten beleuchten.

In einem ersten Versuchschritt wurden die bereits zuvor etablierten Zell-Linien [49–53] durch weitere, die aus *Primärkulturen* gewonnen wurden, ergänzt (Tab. 2). Dabei liess sich erneut der *hemmende* Einfluss der Fibroblasten auf das Auswachsen der epithelialen Zellen beobachten. Dieses Phänomen ist schwer verständlich. Denn eigentlich würde man erwarten, dass die Tumorzellen, denen eine dichteabhängige Wachstumshemmung weitgehend fehlt, die mesenchymalen Zellen, die sich bereits bei Kontakt untereinander selbst im Wachstum hemmen, auch ohne externe Hilfe überwachsen. Für diesen Widerspruch gibt es mehrere Erklärungen: Erstens ist vorstellbar, dass Fibroblasten die in ihrer Mikroumgebung vorhandenen Proliferations- und Überlebenssignale

Tabelle 3. Der Einfluss von Fibroblasten und Tumorzellen auf das Proliferationsverhalten von Tumorzell-Linien in Abhängigkeit vom Kultursystem (nach [64])

Experimental-/Kultursystem	Auswirkung auf das Wachstum von Tumorzell-Linien
Primärkultur aus KHK-Biopsien	FB hemmen das Auswachsen epithelialer Zellen
Definierte Kokultivation von KHK-ZL mit FB im multizellulären Sphäroid-Modell	FB verstärken die Wachstumskapazität der Sphäroide (u.a. Grösse und Invasivität in der Nacktmaus)
Monolayerkulturen von KHK-ZL nach Vorinkubation der Tumorzellen mit subzellulären FB-Fraktionen	Mikrosomale Fraktionen hemmen die Proliferation im ML
Kokultivation von KHK-ZL mit FB in einem Zweikammer-Modell	FB steigern die Kolonieformationskapazität
Monolayerkulturen von KHK-ZL mit Überständen von FB- bzw. Tumorzellkulturen	1–2 Tage alte Überstände fördern, 15 Tage alte hemmen die Proliferation
Monolayerkulturen von KHK-ZL mit Fraktionen von FB- bzw. Tumorzellkulturüberständen	Hochmolekulare Überstandfraktionen hemmen, niedermolekulare fördern die Proliferation

FB = Fibroblasten; KHK = Kopf-Hals-Karzinome; ML = Monolayer; ZL = Zell-Linien.

besser nutzen können als Tumorzellen. Dagegen sprechen jedoch zum einen die Tatsache, dass sich Fibroblasten in der Zellkultur fast immer langsamer vermehren als Tumorzellen und zum anderen der relative Wachstumsvorteil der Tumorzellen nach Reduktion des Serumanteils in der Kultur. Zweitens besteht die Möglichkeit, dass die Proliferation bzw. das Überleben der Tumorzellen durch Signale aus der Umgebung, d.h. von den benachbarten Fibroblasten eingeschränkt wird. Eine von diesen induzierte Hemmung der Tumorzellproliferation könnte entweder durch unmittelbare Zellkontakte oder über lösliche Faktoren vermittelt werden. Eine kontaktbedingte Hemmung scheint in den primären Kulturen nicht ausschlaggebend zu sein, da in diesem Modell längst nicht alle Tumorzellen mit den Fibroblasten in Kontakt kommen. Wahrscheinlicher ist deshalb, dass Fibroblasten lösliche Faktoren in das Kulturmedium abgeben und auf diese Weise das Wachstum der Tumorzellen hemmen. Mit dieser Vorstellung ist aber wiederum die Erfahrung, dass konditionierte Medien die Proliferation und die Koloniebildungsfähigkeit von Tumorzellen steigern, nur schwer vereinbar.

Im nächsten Versuchsansatz wurden deshalb humane Tumorzell- und Fibroblastenlinien, die aus dem Tumor bzw. der Haut des Patienten gewonnen worden waren, im *Sphäroid-Modell* kokultiviert, da in diesem – ähnlich der in-vivo-Situation beim Patienten – dreidimensionale Zell-Zell-Kontakte möglich sind. Unter diesen Bedingungen *förderten* die Fibroblasten das Wachstum der Tumorzellen. Sie verstärkten die Grössenzunahme der Sphäroide und ermöglichten einigen Tumorlinien, die dazu allein nicht in der Lage waren, über mehrere Wochen als Sphäroid zu wachsen. Ausserdem vergrösserten sie das maligne Potential einzelner Tumorzell-Linien in der Weise, dass letztere nach Xenotransplantation unter die Nierenkapsel der Nacktmaus ein invasives Wachstum entwickelten. Dies entspricht den mit sog. Fibroblasten-Feeder-Layern gemachten Erfahrungen [54, 55], wobei in diesem Modell allerdings embryonale Mausfibroblasten, die bestrahlt oder mit Mitomycin behandelt worden waren, eingesetzt wurden.

Die Ergebnisse dieser beiden Versuchsreihen bleiben trotz der Erklärungsversuche zunächst widersprüchlich. Zieht man jedoch die Möglichkeit einer in vielen biologischen Systemen vorhandenen gleichzeitigen Hemmung und Förderung des Wachstums in Betracht, spricht vieles dafür, dass in den Primärkulturen die hemmenden Faktoren die Oberhand behalten, während in den Sphäroid- und Feeder-Layer-Systemen die proliferationsfördernden Faktoren überwiegen.

Auch die im Sphäroidmodell zu beobachtende Beeinflussung des Tumorzellwachstums kann grundsätzlich sowohl über direkte Zell-Zell-Kontakte als auch indirekt, z.B. über lösliche, die Proliferation modifizierende Faktoren vermittelt werden. Um diese Möglichkeiten getrennt untersuchen zu können, wurden in einem weiteren Versuch die Tumorzellen mit *subzellulären Fibroblastenfraktionen* inkubiert und die in dieser Weise behandelten Tumorzellen anschliessend als Monolayer kultiviert. Bei der Inkubation mit den mikrosomalen Fraktionen trat eine reproduzierbare *Inhibition* der Tumorzellproliferation auf. Eine möglicherweise transmembranäre Übertragung der hemmenden Signale wurde bisher nur für nichttransformierte Zellen beschrieben und als Ursache für die dichteabhängige Wachstumsinhibition in Fibroblastenkulturen angesehen, denn verschiedene Arbeitsgruppen konnten zeigen, dass die Hemmung der DNA-Synthese in dichten Fibroblastenkulturen sowohl durch subzelluläre Membranfraktionen als auch durch membranassoziierte Proteine bzw. Glykoproteine übertragen werden kann [56–61].

Um schliesslich auch membrangebundene Inhibitoren auszuschliessen, wurden im folgenden Experiment Fibroblasten und Tumorzellen in einem *Zweikammer-Modell* gemeinsam in der Weise kultiviert, dass ausschliesslich eine gegenseitige Beeinflussung über lösliche Faktoren möglich war. Unter diesen Versuchsbedingungen überwog eindeutig der *wachstumsfördernde* Effekt der Fibroblasten auf die Tumorzellen, namentlich auf deren Kolonieformationskapazität. Bei einem Vergleich der Befunde des Zweikammer-Modells mit den Effekten der subzellulären Fibroblastenfraktionen liegt es auf den ersten Blick nahe anzunehmen, dass die das Tumorwachstum hemmenden Effekte der Fibroblasten eher zellmembrangebunden sind, während die fördernden Signale von ihnen in das Medium abgegeben werden. Bei der Interpretation dieser Befunde müssen aber mögliche bidirektionale Interaktionen zwischen Fibroblasten und Tumorzellen berücksichtigt werden, weil beispielsweise die Tumorzellen am Boden der Kulturplatten durch Abgabe löslicher Substanzen parakrin die Produktion von Faktoren durch die Fibroblasten im Insert modifizieren können [62]. Derartige Wechselbeziehungen zwischen Epithel und Stroma werden auch für Mammakarzinome diskutiert [25]. Vermutlich entspricht die sowohl im Sphäroid- als auch im Zweikammer-Modell nachgewiesene fibroblasteninduzierte Förderung der Tumorzellproliferation dem Netto-Effekt einer derartigen, wahrscheinlich komplexen bidirektionalen Wechselbeziehung.

Um diese komplizierte gegenseitige Beeinflussung näher untersuchen zu können, mussten die Versuchsbedingungen auf eine nur einseitig mögliche Einflussnahme der Fibroblasten auf die Tumorzellen umgestellt werden. Hierzu wurden aus Fibroblasten- und Tumorzellkulturen *Überstände (konditionierte Medien)* gewonnen und die Tumorzellen mit diesen Überständen kultiviert. Die Überstände von 1–2 Tage kultivierten Fibroblasten und auch Tumorzellen *förderten* die Proliferation, während 15 Tage alte konditionierte Medien der gleichen Zellen die Proliferation nur einer Tumorzellinie förderten, jedoch verschiedene Tumorzell-Monolayer einschliesslich der immortalen, aber nicht tumorigenen epithelialen Kontrollinie HaCaT [63] *hemmten*. Eine derartige Hemmung kann prinzipiell auf toxische Effekte der Überstände, auf Nährstoff- bzw. Wachstumsfaktormangel der Zielzelle oder auch auf hemmende Effekte der Effektorzelle zurückzuführen sein. Gegen einen toxischen Effekt sprechen sowohl die Chromatographierbarkeit der hemmenden Aktivität im hohen Molekulargewichtsbereich (siehe weiter unten) als auch der fördernde Effekt auf eine der Tumorzellinien. Nährstoff- und Wachstumsfaktormangel konnte ausgeschlossen werden, indem die Überstände 1:16 verdünnt wurden und bei der anschliessenden Kultivierung der Zielzellen mit den verdünnten Überständen dennoch ein Hemmeffekt auftrat. Die Ergebnisse sprechen deshalb für die gleichzeitige Abgabe wachstumshemmender und -fördernder Faktoren durch die Effektorzellen. Die unterschiedliche Empfindlichkeit der Zell-Linien auf die Kulturüberstände beruht wahrscheinlich auf einer unterschiedlich starken Expression bzw. Affinität der korrespondierenden «Hemmfaktor-Rezeptoren» auf den Tumorzellen oder auf einer Interferenz der Inhibitoren mit anderen Wachstumsfaktoren und bestätigt nur ein weiteres Mal die Komplexizität der Wachstumsregulation [64]. Weitere Arbeitsgruppen [65, 66] beobachteten in anderem Zusammenhang ebenfalls entgegengesetzte Effekte von Wachstumsfaktoren auf unterschiedliche Tumorzelllinien, als sie Zellkulturen z.B. gleichzeitig mit TGFβ und EGF inkubierten.

In einem letzten Experiment wurden die Kulturüberstände mit Hilfe der Säulenchromatographie nach ihrem *Molekulargewicht* aufgetrennt, wodurch einzelne Fraktionen gewonnen wurden, welche die Tumorlinien in ihrer Proliferation entweder förderten oder hemmten. Die wachstumshemmenden Faktoren eluierten mit Fraktionen, deren Molekulargewicht deutlich mehr als 50 kD betrug, während das Molekulargewicht der wachstumsfördernden Fraktionen weit unterhalb von 43 kD lag.

Konsequenterweise erhebt sich nun die Frage, worum es sich bei dem in unseren Experimenten nachgewiesenen, von den Fibroblasten sezernierten Hemmfaktor(en) handelt. Erste Untersuchungen in dieser Richtung deuten darauf hin, dass die biologische Aktivität der Inhibitoren säure-, alkali- und hitzestabil ist, jedoch durch dreimaliges Einfrieren zerstört wird. Eine vergleichbare Thermostabilität wurde auch für andere Inhibitoren nachgewiesen [u.a. 33, 37, 58, 65, 66]. Weitere in-vitro-Charakterisierungen müssen folgen. In-vivo-Experimente in der Nacktmaus stehen ebenfalls noch aus.

Schlussfolgerungen

Fibroblasten und Tumorzellen von Patienten mit Kopf-Hals-Karzinomen sind in unterschiedlichen Experimentalsystemen in der Lage, das Wachstum von Tumorzell-Linien zu fördern oder zu hemmen. Hemmende und fördernde Faktoren werden offenbar von einunddderselben Zellpopulation gleichzeitig produziert, und es ist eine Frage der Zielzelle, ihrer Mikroumgebung sowie des Kultivationsmodells, welcher Effekt überwiegt. Die Einflüsse sind weder unifaktoriell noch unifunktional oder unidirektional, sondern es handelt sich vielmehr um sehr komplexe Interaktionen zwischen epithelialen und mesenchymalen Zellen. Das Resultat dieser Interaktionen ist einerseits vom Verhältnis der stimulierenden zu den inhibierenden Faktoren und andererseits von der Menge der entsprechenden Rezeptoren auf den Zielzellen abhängig.

Tumorwachstum ist ohne Zweifel ein Wechselspiel mit gegenseitiger Beeinflussung der daran beteiligten Zellen, wobei nicht nur die Bindegewebszelle wachstumsfördernd oder -hemmend auf die Tumorzelle einwirkt, sondern auch die malignen Zellen selbst sich sowohl in ihrem Verhalten gegenseitig als auch das benachbarte Stroma beeinflussen. Die jahrzehntealte Vorstellung, lediglich die Tumorzelle sei das zerstörerische Element der Krebskrankheit, ist deshalb nicht mehr zutreffend. Vielmehr scheint es so zu sein, dass es auch der Fibroblasten bedarf, um den malignen Phänotyp der Epithelzelle auszuprägen.

Literatur

1 Dietel M: Forschung in der Onkologie – Wie? Worüber? Womit? Vortrag, gehalten anlässlich der 10. Jahrestagung für Ethik in der Medizin, Göttingen, 1996.

2 Sporn MB, Todaro GJ: Autocrine secretion and malignant transformation of cells. New Engl J Med 1980;303:878–880.

3 Sporn MB, Roberts AB: Autocrine growth factors and cancer. Nature 1985;313:745–747.

4 Bullough W: Mitotic and functional homeostasis: a speculative review. Cancer Res 1965;25: 1683–1727.

5 Bullough WS, Rytömaa T: Mitotic homeostasis. Nature 1965;205:573–578.

6 Raff MC: Social controls on cell survival and cell death. Nature 1992;356:397–400.

7 Potter VR: Cancer as a problem in intercellular communication: regulation by growth-inhibiting factors (Chalones). Progr Nucleic Acid Res Mol Biol 1983;29:161–173.

8 Alberts B, Bray D, Lewis J, Raff M, Roberts K, Watson JD: Cancer; in: Molecular Biology of the Cell. New York, Garland Publishing, pp 1255–1294.

9 Bullough WS, Laurence EB: Control of mitosis in rabbit V × 2 epidermal tumors by means of the epidermal chalone. Eur J Cancer 1968;4: 587–594.

10 Prehn RT: The inhibition of tumor growth by tumor mass. Cancer Res 1991;51:2–4.

11 Barrett JC, Ts'o PO: Evidence for the progressive nature of neoplastic transformation in vitro. Proc Natl Acad Sci USA 1978;75:3761–3765.

12 Sager R: Genetic suppression of tumor formation: a new frontier in cancer research. Cancer Res 1986;46:1573–1580.

13 Fearon ER, Vogelstein B: A genetic model for colorectal tumorigenesis. Cell 1990;61:759–767.

14 Cross M, Dexter TM: Growth factors in development, transformation, and tumorigenesis. Cell 1991;64:271–280.

15 Todaro GJ, De Larco JE: Growth factors produced by sarcoma virus-transformed cells. Cancer Res 1978;38:4147–4154.

16 Rytömaa T, Kiviniemi K: Control of DNA duplication in rat chloroleukaemia by means of the granulocytic chalone. Eur J Cancer 1968;4: 595–606.

17 Roberts AB, Anzano MA, Wakefield LM, Roche NS, Stern DF, Sporn MB: Type β transforming growth factor: A bifunctional regulator of cellular growth. Proc Natl Acad Sci 1985;82: 119–123.

18 Shih Ie-Ming, Herlyn M: Role of growth factors and their receptors in the development and progression of melanoma. J Invest Dermatol 1993;100(suppl):196S–203S.

19 Tahara E, Yasui W, Yokozaki H: Abnormal growth factor networks in neoplasia; in Pusztai L, Lewis CE, Yap E (eds): Cell Proliferation in Cancer. Oxford, Oxford University Press, 1996, pp 132–153.

20 Koldovsky P, Bier H, Ganzer U: Induction of transformation of human respiratory epithelium in vitro. Eur Arch Otorhinolaryngol 1992; 249:87–93.

21 Dawe CJ: Epithelial-mesenchymal interactions in relation to the genesis of polyoma virus induced tumors in mouse salivary gland; in Tarni D (ed): Tissue Interactions in Carcinogenesis. New York, Academic Press, 1972, pp 305–358.

22 Klein-Szanto AJP, Baba M, Trono D, Obara T, Resau J, Trump BF: Epidermoid metaplasia of xenotransplanted human tracheobronchial epithelium. Carcinogenesis 1986;7:987–994.

23 Van den Hooff A: Stromal involvement in malignant growth. Adv Cancer Res 1988;50:159–195.

24 Sakakura T: Epithelial-mesenchymal interactions in mammary gland development and its perturbation in relation to tumorigenesis; in Rich MA, Hager JC, Furmanski P (eds): Understanding Breast Cancer. New York, Marcel Dekker, 1984, pp 261–284.

25 Cullen KJ, Smith HS, Hill S, Rosen N, Lippman ME: Growth factor messenger RNA expression by human breast fibroblasts from benign and malignant lesions. Cancer Res 1991; 51:4978–4985.

26 Cullen KJ, Lippman ME: Stromal-epithelial interactions in breast cancer; in Dickson RB, Lippman ME (eds): Genes, Oncogenes and Hormones: Advances and Molecular Biology of Breast Cancer. Boston, Kluwer Academic Publishers, 1991, vol 61, pp 413–431.

27 Smith HS, Stern R: Early and late events in the development of human breast cancer; in Sudilovsky O (ed): Boundaries between Promotion and Progression during Carcinogenesis. New York, Plenum Press, 1991, pp 329–341.

28 Polette M, Clavel C, Birembaut P, De Clerck YA: Localization by in situ hybridization of mRNAs encoding stromelysin 3 and tissue inhibitors of metallo-proteinases TIMP-1 and TIMP-2 in human head and neck carcinomas. Pathol Res Pract 1993;189:1052–1057.

29 Matsumoto K, Nakamura T, Kramer RH: Hepatocyte growth factor/scatter factor induces tyrosine phosphorylation of focal adhesion kinase ($p125^{FAK}$) and promotes migration and invasion by oral squamous-cell-carcinoma-cells. J Biol Chem 1994;269:31807–31813.

30 Lengyel E, Gum R, Juarez J, Clayman G, Seiki M, Sato H, Boyd D: Induction of M(r)-92,000 type-IV collagenase expression in a squamous-cell-carcinoma cell line by fibroblasts. Cancer Res 1995;55:963–967.

31 Sugiura T, Shirasuna K, Hayashido Y, Sakai T, Matsuya T: Effects of human fibroblasts on invasiveness of oral cancer cells in vitro: Isolation of a chemotactic factor from human fibroblasts. Int J Cancer 1996;68:774–781.

32 Giard DJ, Aaronson SA, Todaro GJ, Arnstein P, Kersey JH, Dosite H, Parkes WP: In vitro cultivation of human tumors: establishmen of cell lines derived from a series of solid tumors. J Natl Cancer Inst 1973;51:1417–1423.

33 Shirasuna K, Morioka S, Watatani K, Hayashido Y, Furusawa H, Sugiyama M, Okura M, Matsuya T: Growth inhibition and differentiation of human salivary adenocarcinoma cells by medium conditioned with normal human fibroblasts. Cancer Res 1988;48:2819–2824.

34 Saetren H: A principle of auto-regulation of growth. Production of organ specific mitose-inhibitors in kidney and liver. Exp Cell Res 1956;11:229–232.

35 Bullough WS, Laurence EB: Control of mitosis in mouse and hamster melanomata by means of the melanocyte chalone. Eur J Cancer 1968; 4:607–615.

36 Holley RW, Armour R, Baldwin JH: Density-dependent regulation of growth of BSC-1 cells in cell culture: Growth inhibitors formed by the cells. Proc Natl Acad Sci USA 1978;75:1864–1866.

37 Iwata KK, Fryling CM, Knott WB, Todaro GJ: Isolation of tumor cell growth-inhibiting factors from a human rhabdomyosarcoma cell line. Cancer Res 1985;45:2689–2694.

38 Fryling CM, Iwata KK, Johnson PA, Knott WB, Todaro GJ: Two distinct growth inhibiting factors from a human rhabdomyosarcoma cell line. Cancer Res 1985;45:2695–2699.

39 Assoian RK, Komoriya A, Meyers CA, Miller DM, Sporn MB: Transforming growth factor-β in human platelets. J Biol Chem 1983;258: 7155–7160.

40 Frolik CA, Dart LL, Meyers CA, Smith DM, Sporn MB: Purification and initial characterization of a type β transforming growth factor from human placenta. Proc Natl Acad Sci USA 1983;80:3676–3680.

41 Roberts AB, Anzano MA, Meyers CA, Wideman J, Blacher R, Pan Y-CE, Stein S, Lehrman SR, Smith JM, Lamb LC, Sporn MB: Purification and properties of TGFβ transforming growth factor from bovine kidney. Biochemistry 1983;22:5692–5698.
42 Tucker RF, Shipley GD, Moses HL, Holley RW: Growth inhibitor from BSC-1 cells closely related to platelet type β transforming growth factor. Science 1984;226:705–707.
43 Massagué J: Type β transforming growth factor from feline sarcoma virus-transformed rat cells. J Biol Chem 1984;259:9756–9761.
44 Wakefield LM, Sporn MB: Suppression of carcinogenesis: A role for TGF-beta and related molecules in prevention of cancer. Immunol Ser 1990;51:217–243.
45 Korsgaard R, Iversen OH, Burton DR, Isaakson-Forsen G: Artunspezifische und reversible Wachstumshemmung durch Chalone in Plattenepithelkarzinomen des Menschen in vitro. Z Krebsforsch 1977;88:217–221.
46 Bertsch S, Marks F: Effects of epidermal chalone and epidermal growth factor on a transplantable epidermal carcinoma (Hewitt) of the mouse in vivo. Cancer Res 1979;39:239–243.
47 Terzaghi-Howe M, McKeown C: Inhibition of carcinogen-altered rat tracheal epithelial cells by normal epithelial cell-conditioned medium. Cancer Res 1986;46:917–921.
48 Haas I, Ganzer U: Die Gewebekultur in der experimentellen Tumorforschung. Otorhinolaryngol Nova 1995;5:193–200.
49 Krause CJ, Carey TE, Ott RW, Hubris C, McClatchey KD, Regezi JA: Human squamous cell carcinoma – establishment and characterization of new permanent cell lines. Arch Otolaryngol 1981;107:703–710.
50 Carey TE: Establishment of epidermoid carcinoma cell lines; in Witters RE (ed): Head and Neck Cancer. London, Wiley, 1985, pp 287–314.
51 Zenner HP, Lehner W, Herrmann IF: Establishment of carcinoma cell lines from the larynx and submandibular gland. Arch Otolaryngol 1979;225:269–277.
52 Zenner HP, Herrmann IF, Bremer W, Stahl-Mauge C: Head and neck carcinoma models. In vivo reproduction in athymic mice and in vitro culture. Acta Otolaryngol 1983;95:371–381.
53 Wustrow TPU, Schinko I: Ultrastruktur und Zellkinetik von in vitro kultivierten Plattenepithelkarzinomzellinien. Arch Otorhinolaryngol 1986(suppl 2):20–22.
54 Rheinwald JG, Beckett MA: Tumorigenic keratinocyte lines requiring anchorage and fibroblast support cultured from human squamous cell carcinomas. Cancer Res 1981;41:1657–1663.
55 Pritchett TR, Wang JKM, Jones PA: Mesenchymal-epithelial interactions between normal and transformed human bladder cells. Cancer Res 1989;49:2750–2754.
56 Whittenberger B, Glaser L: Inhibition of DNA synthesis in cultures of 3T3 cells by isolate surface membranes. Proc Natl Acad Sci USA 1977;74:2251–2255.
57 Whittenberger B, Raben D, Lieberman MA, Glaser L: Inhibition of 3T3 cells by extract of surface membranes. Proc Natl Acad Sci USA 1978;75:5457–5461.
58 Whittenberger B, Raben D, Glaser L: Regulation of the cell cycle of 3T3 cells in culture by a surface membrane enriched cell fraction. J Supramol Struct 1979;10:307–327.
59 Raben D, Lieberman MA, Glaser L: Growth inhibitory protein(s) in the 3T3 cell plasma membrane. Partial purification and dissociation of growth inhibitory events from inhibition of amino acid transport. J Cell Physiol 1981;108:35–45.
60 Stein GH, Yanishevsky RM, Gordon L, Beeson M: Carcinogen-transformed human cells are inhibited from entry into S phase by fusion to senescent cells but cells transformed by DNA tumor viruses overcome the inhibition. Proc Natl Acad Sci USA 1982;79:5287–5291.
61 Stein GH, Atkins L: Membrane associated inhibition of DNA synthesis in senescent human diploid fibroblasts: characterization and comparison to quiescent cell inhibition. Proc Natl Acad Sci 1986;83:9030–9034.
62 Fleischmajer R: Epithelial-mesenchymal interactions. Science 1967;157:1472–1482.
63 Boukamp P, Petrussevska RT, Breitkreutz D, Hornung J, Markham A, Fusenig N: Normal keratinization in a spontaneously immortalized aneuploid human keratinocyte cell line. J Cell Biol 1988;106:761–771.
64 Haas I: Zell-Zell-Interaktionen bei der Wachstumsregulation von Zellinien aus Kopf-Hals-Karzinomen in unterschiedlichen Experimentalsystemen. Habilitationsschrift, Düsseldorf, 1996.
65 Bogdahn U, Apfel R, Hahn M, Gerlach M, Behl C, Müller F, Hoppe J, Martin R: Autocrine tumor cell growth inhibiting activities from human malignant melanoma. Cancer Res 1989;49:5358–5363.
66 Weilbach FX, Bogdahn U, Poot M, Apfel R, Behl C, Drenkard D, Martin R, Hoehn H: Melanoma-inhibiting activity inhibits cell proliferation by prolongation of the S-phase and arrest of cells in the G2 compartment. Cancer Res 1990;50:6981–6986.
67 Vujanovic NL, Yasumura S, Hirabashi H, Lin W-C, Watkins S, Herberman RB, Whiteside TL: Antitumor activities of subsets of human IL2-activated natural killer cells in solid tissues. J Immunol 1995;154:281–289.
68 Mossmann T: Rapid colorimetric assay for cellular growth and survival: application to proliferation and cytotoxicity assay. J Immunol Methods 1983;65:55–63.
69 Carmichael J, de Graff WG, Gazdar AF, Minna JD, Mitchell JB: Evaluation of a tetrazolium-based semiautomatic assay: assessment of chemosensitivity testing. Cancer Res 1987;47:936–942.

Oto·Rhino·Laryngologia NOVA

Otorhinolaryngol Nova 1999;9:137–143

Ist die Positronen-Emissions-Tomographie (PET) zum Nachweis tumorbefallener Halslymphknoten bei Plattenepithelkarzinomen des Kopf-Halsbereiches in der klinischen Routine sinnvoll einsetzbar?

R.J. Kau[a] C. Alexiou[b] M. Werner[d] M. Schwaiger[c] W. Arnold[b]

[a]Hals-Nasen-Ohren-Klinik des Klinikums Krefeld, [b]Hals-Nasen-Ohren-Klinik und [c]Nuklearmedizinische Klinik der Technischen Universität München, und [d]Institut für Allgemeine Pathologie und Pathologische Anatomie der Technischen Universität München, Deutschland

Zusammenfassung

Zielsetzung: Bei Patienten mit Plattenepithelkarzinomen der Kopf-Halsregion ist zur Festlegung einer individualisierten Therapie die genaue Bestimmung der Halslymphknotenbeteiligung unabdingbar. In einer vorangegangenen Untersuchung konnten wir zeigen, dass ^{18}F-FDG-PET mit und ohne Schwächungskorrektur in einem wissenschaftlichen Untersuchungsprotokoll der Kernspintomographie überlegen ist. In der vorliegenden Arbeit sollte die diagnostische Genauigkeit eines verkürzten PET-Protokolls (Aufnahmezeit 20 min) untersucht werden. ***Studiendesign:*** Statische, nicht-schwächungskorrigierte PET-Aufnahmen, wurden in 2 Bettpositionen 40 min. im Anschluss an die intravenöse Gabe von 370 MBq ^{18}F-FDG gewonnen und mit den morphologischen bildgebenden Verfahren (CT u. MRT) verglichen. 70 nicht vorselektierte Patienten wurden so zur Festlegung des Lymphknotenstatus untersucht. Die postoperativen pathologischen Ergebnisse dienten als «gold standard». ***Ergebnisse:*** Die diagnostische Genauigkeit der Positronenemissionstomographie zur Beurteilung der tumorbefallenen «Halsseiten» war dem morphologischen Verfahren mit einer Sensitivität von 87% und einer Spezifität von 94% gegenüber CT 65%, bzw. 47% und MRT mit 88% bzw. 41% deutlich überlegen. ***Schlussfolgerung:*** Ein abgekürztes PET-Protokoll ist für die klinische Routine einsetzbar und dem morphologischen Verfahren (CT u. MRT) in der Diagnostik von malignen, infiltrierten Lymphknoten des Kopf-Hals-Bereiches, auch in der klinischen Routine, überlegen.

Key Words

PET · Lymph node · Head and neck

^{18}F-FDG-PET in Lymph Node Detection of Head and Neck Squamous-Cell Carcinomas

Objectives: Accurate determination of lymph node involvement is a prerequisite for individualized therapy in patients with squamous-cell carcinoma (SCC) of the head and neck region. In a previous study we have shown, that ^{18}F-FDG-PET with and without attenuation correction is superior to MRI for this purpose in a scientific setting. In this study we evaluated the diagnostic accuracy of a shortened PET protocol (aquisition time 20 min) in a routine clinical setting. ***Design:*** Static, non-attenuation corrected PET in two bed positions starting 40 min after i.v. injection of 370 MBq ^{18}F-FDG and morphologic procedures (CT and MRI) were compared prospectively in 70 patients for N-staging. Postoperative pathologic findings served as gold standard. ***Results:*** The diagnostic accuracy of PET for detecting 'neck sides' with malignant involvement was superior to morphologic procedures with a sensitivity and specificity of 87 and 94%, respectively, compared with CT values of 65 and 47% and MRI values of 88 and 41%, respectively. ***Conclusions:*** A short PET protocol which is suitable for routine clinical use, is superior to morphologic procedures (CT and MRI) in detection of lymph node involvement of head and neck squamous-cell carcinomas.

KARGER

Fax +41 61 306 12 34
E-Mail karger@karger.ch
www.karger.com

1014–8221/99/0094–0137$17.50/0

Accessible online at:
www.karger.com/journals/orn

Prof. Dr. R.J. Kau
Direktor der Hals-Nasen-Ohren-Klinik im Klinikum Krefeld
Lutherplatz 40
D–47805 Krefeld (Deutschland)

Détection de l'envahissement ganglionnaire dans les cancers à cellules squameuses de la tête et du cou par TEP au ^{18}F-FDG dans les conditions de la pratique clinique

Objectifs: La détermination précise de l'envahissement ganglionnaire est une condition préalable indispensable pour le traitement personnalisé de patients avec cancer à cellules squameuses (CCS) de la tête et du cou. Dans une étude précédente, nous avons montré que la tomographie à émissions de positions (TEP) au ^{28}F-FDG, avec ou sans correction d'atténuation, était supérieure à l'IRM à cet effet dans des conditions scientifiques. Dans la présente étude, nous avons évalué la précision de diagnostic d'un protocole TEP abrégé (temps d'acquisition: 20 min) dans les conditions de la pratique clinique. ***Conception:*** Comparaison prospective de la TEP statique sans correction d'atténuation en deux positions, commençant 40 min après injection intraveineuse de 370 MBq de ^{18}F-FDG, et de procédés morphologiques (CT et IRM) chez 70 patients pour la stadification ganglionnaire, les constatations post-opératoires constituant l'étalon or. ***Conditions:*** Centre médical universitaire. ***Résultat:*** La précision de diagnostic de la TEP pour la détection de sites avec implication maligne était supérieure à celle des procédés morphologiques, avec une sensibilité et une spécificité de 87% et 94% respectivement, contre 65/47% pour le CT et 88/41% pour l'IRM. ***Conclusions:*** Un protocole TEP abrégé convenant à la pratique clinique est supérieur aux procédés morphologiques (CT et IRM) pour la détection de l'envahissement ganglionnaire dans les cancers de la tête et du cou.

Einleitung

Bei Patienten mit resektablen Kopf-Hals-Plattenepithelkarzinomen ist für die chirurgische Planung ein genauer prätherapeutischer Lymphknotenstatus Voraussetzung. Auch bei Patienten mit nicht resektablen Primärtumoren kann ein individualisiertes Bestrahlungsfeld nur auf der Basis klar definierter Tumorstadien erstellt werden. Bis zum jetzigen Zeitpunkt erfolgte die Einschätzung eines Tumorbefalls der Halslymphknoten auf der Basis morphologischer Veränderungen in der Computertomographie oder Magnetresonanztomographie. Diese Untersuchungstechniken verlieren jedoch ihre Sensitivität bei befallenen, nicht vergrösserten Halslymphknoten (falsch/negativ) und ihre Spezifität bei reaktiv vergrösserten nichttumorbefallenen Lymphknoten (falsch/positiv).

Metabolische Parameter wie die Glukolyse sind unabhängig von morphologischen Veränderungen und messbar gesteigert in bösartigen Tumoren. In vorangegangenen Studien konnte bereits gezeigt werden, dass der Nachweis von Plattenepithelkarzinomen des Kopf-Hals-Bereiches durch ^{18}F-FDG-PET präziser möglich ist als mit morphologischen Verfahren wie Computer- oder Kernspintomographie [1, 2]. Diese Untersuchungen wurden jedoch mit ausgewählten Patientengruppen durchgeführt. In der vorliegenden Studie stellten wir die Genauigkeit in der Diagnostik von Halslymphknotenmetastasen mittels PET, CT und MRT in einer nicht selektierten Patientengruppe zur Diskussion.

Material und Methode

Patientenpopulation

111 aufeinanderfolgende Patienten, 95 Männer, 16 Frauen (Alter: 29–78 Jahre) mit bioptisch gesichertem Plattenepithelkarzinom des Kopf-Hals-Bereiches wurden in die Studie aufgenommen. Ausschlusskriterien für eine Positronenemissionstomographie waren vorangegangene Therapie und eine mögliche Schwangerschaft.

Alle Patienten wurden einem morphologischen Bildgebungsverfahren (CT oder MRT) und ^{18}F-FDG-PET innerhalb der 2 Wochen vor einer chirurgischen Therapie unterzogen. Zusätzlich wurden alle Patienten endoskopiert. Auf der Basis dieser Untersuchung wurde das therapeutische Vorgehen (alleinige Chirurgie, Chirurgie und Radiotherapie, kombinierte Radio-Chemo-Therapie oder primäre Radiotherapie) in einer interdisziplinären Konferenz mit HNO-Chirurgen, internistischen Onkologen und Strahlentherapeuten festgelegt. Die Ergebnisse der PET-Untersuchung waren den Mitgliedern der Konferenz bekannt.

70 von 111 Patienten wurden einer chirurgischen Therapie mit oder ohne postoperativer Bestrahlung zugeführt.

PET

Fluorodeoxyglucose wurde modifiziert nach der Methode von Hammacher [3] synthetisiert. Bis auf 5 Patienten mit bekanntem Diabetes mellitus hatten alle mindestens 4 Stunden Nahrungskarenz. Der Plasma-Glucose-Spiegel wurde bei allen Patienten vor Untersuchungsbeginn mit Hilfe klinischer Standardtests festgelegt.

Für die PET wurden die ECAT EXACT oder ECAT 951/R als Scanner (beide Siemens) eingesetzt. Die Geräte ermöglichen ein axiales Blickfeld von 16,2 bzw. 10,8 cm und 31, bzw. 47 Schnittbilder pro Bettposition mit einer Schnittdicke von 3,375 mm [4]. Die Aufnahme begann 40 min nach intravenöser Applikation von 300–370 MBq ^{18}F-FDG im Bereich dei Schädelbasis. Die Aufnahmezeit pro Bettposition betrug 10 min. Bei 61 Patienten reichte eine Aufnahmezeit von 20 min aus. In einer kleinen Patientengruppe (n = 9) erfolgte wegen des Verdachts auf maligne Veränderungen im Thoraxbereich eine dritte Bettposition. Ein Tumorbefall der Lunge und des Thorax konnten so ausgeschlossen werden.

Die Beurteilung tumorverdächtiger Areale erfolgte visuell als fokal gesteigerte FDG-Aufnahme. Zum Vergleich wurden anatomische Bilder und Karten der normalen FDG-Verteilung im Kopf-Hals-Bereich, wie von Jabour beschrieben, herangezogen [5]. Die Befundung erfolgte durch einen PET-erfahrenen Nuklearmediziner ohne die Patientenvorgeschichte und die Befunde der vorangegangenen bildgebenden Verfahren zu kennen.

CT/MRI

Von allen Patienten lagen kontrastmittelverstärkte Computertomographien und/oder Kernspintomographien vor. Die Untersuchungen waren ambulant in verschiedenen Röntgeninstituten durchgeführt worden und die Bilder von Radiologen befundet, die keine Kenntnis von der laufenden Studie und den PET-Ergebnissen hatten. Alle Bilder waren von vergleichbarer Qualität. Abgebildete Lymphknoten wurden als positiv im Sinne eines Tumorbefalls klassifiziert wenn der grösste Durchmesser mehr als 1,5 cm betrug oder indirekte Zeichen wie zentrale Inhomogenität auf einen Tumorbefall hinwiesen [6, 7].

Histopathologische Untersuchung

Um eine Korrelation zwischen dem histologischen Befund und dem präoperativen Ergebnis der bildgebenden Verfahren zu ermöglichen, wurde das entnommene Material durch den Operateur markiert und die Lokalisation der Lymphknoten festgelegt. Das Neck-Operationspräparat wurde in Paraffin eingebettet und eine Routinefärbung durchgeführt. Sowohl der Primärtumor als auch die Lymph-

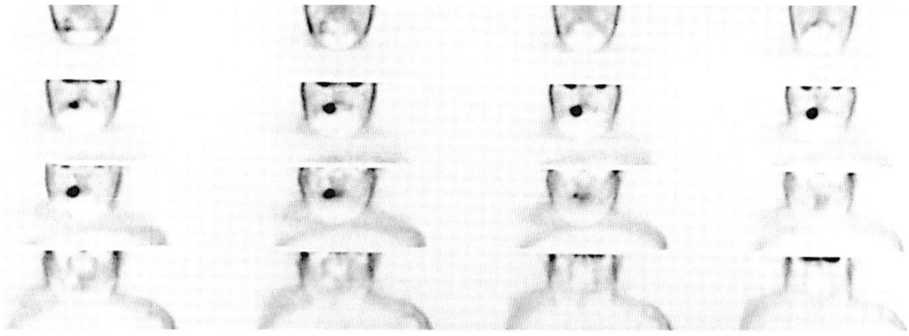

Abb. 1. Nicht-schwächungskorrigierte Aufnahme eines Patienten mit Plattenepithelkarzinom der Zunge. Der Primärtumor ist durch die gesteigerte FDG-Aufnahme eindeutig zu identifizieren. Tumorbefallene Halslymphknoten sind nicht erkennbar. Dies wurde durch die histologische Aufarbeitung bestätigt.

knoten wurden nach der TNM-Klassifikation eingestuft [8]. Die Ergebnisse der präoperativen Untersuchungen wurden mit der histopathologischen Klassifikation, die als «gold standard» diente, verglichen.

Ergebnisse

Auf der Basis der bildgebenden Verfahren und der klinischen Untersuchungen wurden 41 (86,9%) der 111 Patienten als inoperabel eingestuft und einer primären Strahlentherapie, bzw. einer kombinierten Radio-Chemo-Therapie zugeführt. Von diesen Patienten waren keine weiteren histopathologischen Daten erhältlich. 70 (63,1%) der 111 untersuchten Patienten wurden innerhalb von 2 Wochen nach der PET-Untersuchung operiert. Bei diesen Patienten konnten alle histopathologischen Daten ermittelt werden.

Das Patientenkollektiv (n = 79) setzte sich aus 17 T1 (24,3%), 25 T2 (35,7%), 12 T3 (17,2%) und 16 T4 (22,8%) Tumoren zusammen. 34 Patienten (48,6%) unterzogen sich einer ipsilateralen Neck dissection und bei 36 (51,4%) wurde eine ipsilaterale Neck dissection und eine kontralaterale funktionelle Neck dissection durchgeführt. Die Entscheidung inwieweit eine kontralaterale Neck dissection notwendig war, wurde durch den HNO-Chirurgen auf der Basis der präoperativen bildgebenden Verfahren getroffen.

Primärtumoren

Abbildung 1 zeigt koronare Schnittbilder eines Patienten mit einem Plattenepithelkarzinom der Zunge. Der Primärtumor ist durch die hohe Aufnahme von FDG eindeutig zu identifizieren. Hinweise auf tumorbefallene Halslymphknoten finden sich nicht. Diese Einschätzung wurde später durch die histologische Aufarbeitung des gewonnenen Materials bestätigt.

102 von 111 (92%) der Primärtumoren wurden eindeutig mit der Positronenemissionstomographie dargestellt. Folgende Primärtumoren konnten nicht mit dieser Technik nachgewiesen werden:

- Ein Primärtumor (∅ 1,4 cm) war nahe der Submandibulardrüse gelegen, die selbst eine hohe FDG-Aufnahme aufwies. Bei Nachbefundung der Bilder in Kenntnis der Befunde der anderen bildgebenden Verfahren konnte dann der Tumor doch noch identifiziert werden.
- Ein kleinerer Tumor (∅ 0,8 cm) war im Nasopharynx gelegen und wurde durch die hohe FDG-Aufnahme im Rahmen einer Sinusitis maxillaris maskiert.
- Bei 5 Patienten ergab die histopathologische Aufarbeitung des Primärtumors ein mikroinvasives oberflächlich wachsendes Plattenepithelkarzinom.

Bei 2 Patienten konnten tumorbefallene Halslymphknotenmetastasen zwar im PET nachgewiesen werden, aber der Primärtumor im Kopf-Hals-Bereich wurde weder durch die bildgebenden Verfahren wie CT/MRT, noch durch eine Endoskopie nachgewiesen. Auch eine Positronenemissionstomographie des gesamten Körpers lieferte keinen Hinweis auf den Primärbefund. Bei diesen Patienten muss von einem CUP-Syndrom ausgegangen werden (Carcinoma of unknown primary).

Lymphknotenstaging

Die Abbildung 2 zeigt das PET-Bild eines Patienten mit Halslymphknotenmetastasen auf der linken Seite (A: transversal, B: sagittal, C: koronal). Der Primärtumor konnte weder durch CT, MRT, noch durch PET nachgewiesen werden. PET gab jedoch Hinweise auf einen tumorinfiltrierten Lymphknoten der kontralateralen Seite (C, D, E), der in der kernspintomorgraphischen Untersuchung als nicht verdächtig eingestuft wurde.

Der präoperative Lymphknotenstatus wurde durch die morphologischen Untersuchungstechniken (CT, MRT) und ^{18}F-FDG-PET ermittelt. Angeschlossen wurden 106 Neck dissections bei 70 Patienten. Für alle 106 «Neckseiten» standen histopathologische Untersuchungsdaten zur Auswertung zur Verfügung. 58 der 106 operierten Seiten waren mittels Computertomographie und 63 mittels Kernspintomographie voruntersucht worden. Bei den 15 Halsseiten, die mit beiden Techniken (CT u. MRT) untersucht worden waren, stimmten die Ergebnisse beider Methoden für alle Neckseiten überein.

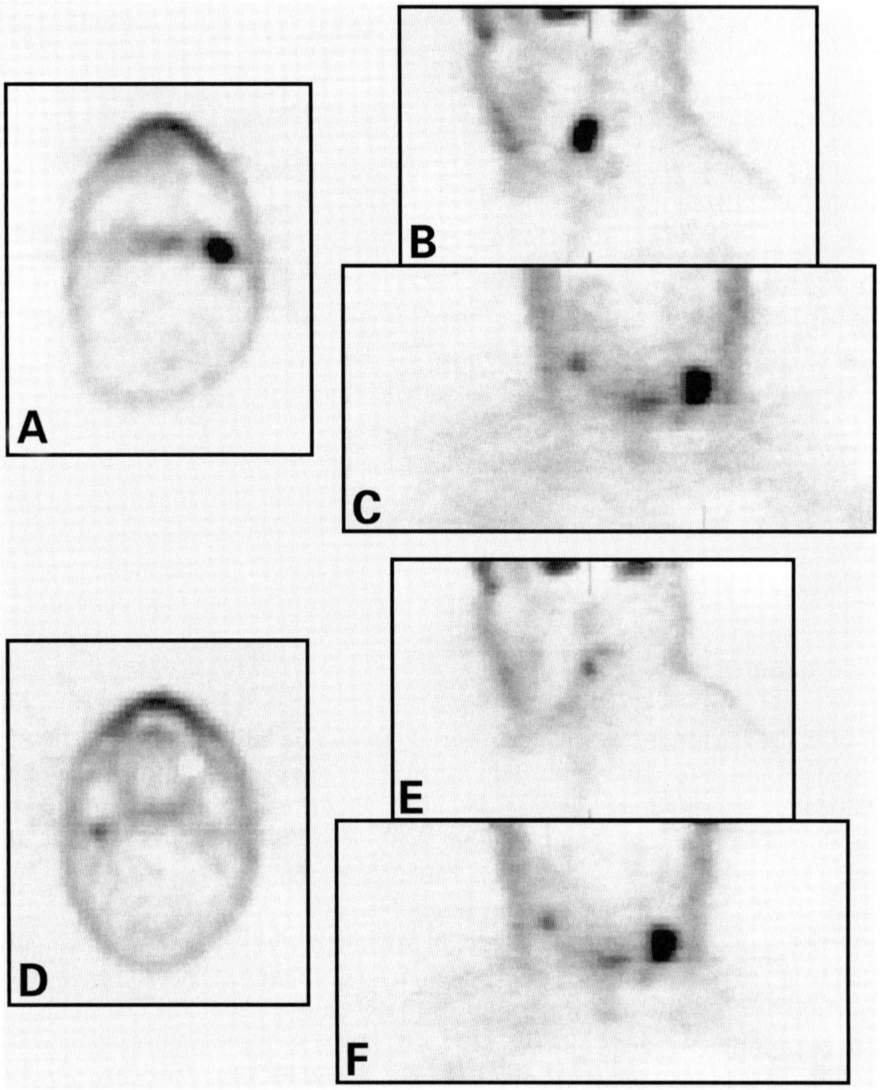

Abb. 2. Nicht-schwächungskorrigierte PET-Untersuchung eines Patienten mit Halslymphknotenmetastasen im Bereich der linken Seite. **A** Transversale Schichtung, **B** sagittale Schichtung, **C** coronare Schichtung. Der Primärtumor konnte weder mit den herkömmlichen bildgebenden Verfahren (Ultraschall, CT, MRT) noch mit der PET gefunden werden. Die PET-Untersuchung zeigte jedoch einen bislang unbekannten Halslymphknoten auf der kontralateralen Seite (**D**, **E**, **F**), der in der MRT-Untersuchung nicht als verdächtig beschrieben wurde.

Tabelle 1. Prävalenz der Halsseiten mit Halslymphknotenmetastasen

	Untersuchte Halsseiten	Positive Halslymphknoten	Negative Halslymphknoten	Prävalenz %
PET	106	40	66	37.7
CT	58	20	38	34.5
MRT	63	26	37	41.3

Es wurden nur Halsseiten ausgewertet, die postoperativ histopathologisch untersucht wurden (Gold-Standard); 15 Halsseiten wurden sowohl mit MRT als auch mit CT untersucht.

Prävalenz: Prozentsatz der Patienten, die in der histopathologischen Auswertung eine Tumorbeteiligung aufwiesen.

98 (7,6%) der 1281 histologisch untersuchten Lymphknoten wurden als Lymphknotenmetastasen befundet. Bei 70 Patienten mit 106 Neck dissections hatten 40 einen malignen Lymphknotenbefall, was eine Prävalenz von 37,7% ergibt. Die Prävalenz in der Patientengruppe, die mit CT, bzw. MRT untersucht worden war, lag in der gleichen Grössenordnung mit 20/58 (34,5%) in der CT- und 26/63 (41,3%) in der MRT-Untersuchung (Tab. 1).

Auf der Basis der befallenen «Neckseiten» errechneten wir die Sensitivität, Spezifität, den positiv prädiktiven Wert (ppV) und den negativen predictiven Wert (npV) der jeweiligen Untersuchungstechniken (Tab. 2). Bei 35 richtig-positiven und 62 richtig-negativen «Neckseiten» mit 4 falsch-positiven und 5 falsch-negativen Befunden errechnete sich für das PET eine Sensitivität von 87% und eine Spezifität von 94%. 3 dieser 5 falsch-negativen «Neckseiten» waren auch durch die morphologischen Bildgebungsverfahren falsch klassifiziert worden. 2 der 4

Tabelle 2. Sensitivität, Spezifität; positiver und negativer prädiktiver Wert in den PET, CT und MRT-Untersuchungen

		Positive Lymphknoten (n = 40)		Negative Lymphknoten (n = 66)			
PET	richtig positiv	35	falsch positiv	4	39	PPV: 89.74%	Sensitivität: 87%
	falsch negativ	5	richtig negativ	62	67	NPV: 92.54%	Spezifität: 94%
		Positive Lymphknoten (n = 20)		Negative Lymphknoten (n = 38)			
CT	richtig positiv	13	falsch positiv	20	33	PPV: 39.39%	Sensitivität: 65%
	falsch negativ	7	richtig negativ	18	25	NPV: 72.00%	Spezifität: 47%
		Positive Lymphknoten (n = 26)		Negative Lymphknoten (n = 37)			
MRT	richtig positiv	23	falsch positiv	22	45	PPV: 51.11%	Sensitivität: 88%
	falsch negativ	3	richtig negativ	15	18	NPV: 83.33%	Spezifität: 40%

Es wurden nur Halsseiten ausgewertet, die postoperative histopathologisch untersucht waren. 15 Halsseiten wurden sowohl mit MRT als auch mit CT untersucht. PPV (positiver prädiktiver Wert): beschreibt die Anzahl der Patienten mit richtig-positiven Werten, bezogen auf die gesamte Anzahl der Patienten mit positiven Testergebnissen (PET, CT, MRT); NPV (negativer prädiktiver Wert): beschreibt die Anzahl der Patienten mit richtig-negativen Ergebnissen, bezogen auf die Gesamtzahl der Patienten mit negativen Testergebnissen (PET, CT, MRT).

Patienten mit falsch-positiven PET-Befunden hatten unspezifische Lymphknotenreaktionen, wahrscheinlich infolge vorangegangener Probeentnahmen. Bei den beiden anderen Patienten wurde histologisch eine Sinus-Histiozytose nachgewiesen.

Die Computertomographie führte zu 27 falschen Befundungen (7 falsch-negative und 20 falsch-positive). Auf der Basis der 13 richtig-positiven und 18 richtig-negativen Beurteilungen resultiert für das CT eine Sensitivität von 65% und eine Spezifität von 47%. Bezüglich der Sensitivität war die Kernspintomographie mit 88% mit der PET-Untersuchung vergleichbar, Die Spezifität war jedoch mit gerade 40% signifikant niedriger ($p < 0,05$).

Kontralaterale funktionelle Neck dissection
(präoperative Bildgebung und postoperative Ergebnisse)

Wie bereits oben erwahnt wurde bei 36 Patienten eine kontralaterale funktionelle Neck dissection durchgeführt. Die vom HNO-Chirurgen hierzu getroffene Entscheidung basierte auf der Auswertung präoperativer bildgebender Verfahren der klinischen Untersuchung und der beruflichen Erfahrung. Eine PET-Untersuchung lag in allen Fällen vor, Computertomographiebilder in 21 Fällen und kernspintomographiebilder in ebenfalls 21 Fällen. 6 der Patienten wurden mit beiden bildgebenden Verfahren (CT, MRT) untersucht.

Die postoperative histo-pathologische Untersuchung zeigte in 4 «kontralateralen Neckseiten» eine Tumorinfiltration. Die Ergebnisse der PET-Untersuchung zeigte 29 richtig-negative, 3 falsch-positive und alle der 4 richtig-positiven Halsseiten. Das resultierte in einer Sensitivität von 100% und einer Spezifität von 90,6%. Das MRT zeigte 7 richtig-negative, 11 falsch-positive, 2 richtig-positive sowie eine falsch-negative Neckseite und lag somit in der Sensitivität bei 66,7% und in der Spezifität bei 38,9%. Das CT konnte 11 richtig-negative, 8 falsch positive, 2 falsch-negative und keine richtig-positive Halsseite zeigen. Somit lag die Sensitivität für das CT bei 0% und die Spezifität bei 57,9%.

Klinische Wertigkeit von PET, MRT und CT bei Patienten mit N0- und N1-«Neckseiten»

Die postoperative histopathologische Untersuchung unserer Patientengruppe zeigte bei 66 «Neckseiten» (= 42 Patienten) einen N0- oder N1-Lymphknotenstatus. Die PET-Untersuchung war bei allen Patienten durchgeführt worden. CT-Bilder lagen in 41 Fällen, MRT-Bilder in 35 Fällen vor (10 Neckseiten wurden mit CT und MRT untersucht). PET zeigte 55 richtig-negative, 3 falsch-positive, eine falsch-negative und 7 richtig-positive Halsseiten. Dies führte zu einer Sensitivität von 87,5% und einer Spezifität von 94,8%. Das MRT zeigte 15 richtig-negative, 17 falsch-positive, einen falsch-negativen und 2 richtig-positive Halsseiten mit einer Sensitivität von 66,7% und einer Spezifität von 45,9%. Das CT konnte 17 richtig-negative, 17 falsch-positive, eine falsch-negative und 6 richtig-positive Halsseiten darstellen. Die Sensitivität lag hier bei 85,7%, die Spezifität bei 50,0%.

Diskussion

Annähernd 5% aller bösartigen Erkrankungen weltweit sind Karzinome des Kopf- und Halsbereiches, die an Häufigkeit zunehmen [9]. Plattenepithelkarzinome stellen die Hauptgruppe aller bösartigen Tumoren dar [10]. Der Lymphknotenbefall ist ein wichtiger prognostischer Faktor und entscheidend für die Überlebenszeit dieser Patienten mit Kopf- und Halskarzinomen [11, 12]. Der Erfolg einer chirurgischen Behandlung hängt nicht nur von der vollständigen Entfernung des Primärtumors, sondern auch von der präzisen präoperativen TNM-Klassifikation, basierend auf physikalischen, morphologischen und endoskopischen Untersuchungen, ab [10]. Die bildgebenden Verfahren, Computertomographie (CT) und Magnetresonanztomographie (MRT) werden zur Lokalisierung des Primärbefundes, zur Beurteilung des regionalen Lymphknotenbefalls und der Beziehung der Tumorerkrankung zu anatomischen Nachbarstrukturen herangezogen [13]. Die Differenzierung zwischen reaktiv vergrösserten Lymphknoten und tumorinfiltrierten Lymphknoten kann sich auf der Basis radiologischer Kriterien als schwierig herausstellen [14]. Fluorine-18-Fluorodeoxyglucose (^{18}F-FDG) ist ein Marker für Tumoraktivität. Er basiert auf der gesteigerten Glykolyse in malignem gegenüber normalem Gewebe. Es gilt als gesichert, dass Kopf-Hals-Karzinome eine gesteigerte glykolytische Aktivität und eine vermehrte FDG-Aufnahme haben [5].

In dieser prospektiven Studie konnten wir in einem nicht selektierten Patientengut zeigen, dass ein kurzes PET-Protokoll, das für die klinische Routine einsetzbar ist, morphologischen, bildgebenden Verfahren wie CT und MRT zur Beurteilung des Lymphknotenstatus bei Kopf-Hals-Plattenepithelkarzinomen überlegen ist. Die PET-Untersuchungen ergaben eine höhere Sensitivität (87%) und Spezifität (94%) gegenüber den CT-Werten (65 und 47%), bzw. den kernspintomographischen Untersuchungen (88 und 40%) (Tab. 2). Auch wenn man aus der Patientengruppe diejenigen mit offensichtlichem Lymphknotenbefall (N2a, N2b, N2c und N3) herausnimmt, kann für PET dennoch eine Sensitivität von 87,5% und Spezifität von 94,8% ermittelt werden. Diese Werte sind mit dem Gesamtpatientenkollektiv vergleichbar. In dieser Gruppe steigt die Sensitivität des CT auf 85,7%, die Spezifität ist in der gleichen Grössenordnung mit 50%, während die Sensitivität der Kernspintomographie auf 66,7% sinkt (Spezifität 46,9%).

Verglichen mit Ergebnissen aus der Literatur [15, 16], sind Spezifität und Sensitivität für CT und MRT in unserer Studie recht niedrig. Eine Erklärung hierfür könnte sein, dass diese Patienten nicht vorselektiert sind. Wir fanden 5 falsch-negative «Neckseiten» in der PET-Untersuchung. Bei 2 Patienten ergab die postoperative histopathologische Untersuchung einen einzelnen kleinen tumorbefallenen Lymphknoten mit einem Durchmesser von unter 0,5 cm auf der ipsilateralen Seite (pN1). Ein weiterer Patient zeigte eine Mikrometastase (TNM-Supplement 1993) [17] mit einem Durchmesser von unter 0,2 cm (pN1, mi). Das technische Auflösungsvermögen der ^{18}F-FDG-PET wird mit 0,5 cm angegeben.

Bei den verbleibenden 2 Patienten waren die Lymphknoten der nicht erkannten «Neckseiten» in der histologischen Untersuchung zentral grösstenteils nekrotisiert. Diese ausgedehnte Nekrose führt zu einem reduzierten Glukosemetabolismus in diesen Lymphknoten und konsequenterweise zu einer reduzierten Aufnahme von ^{18}F-FDG und somit zu negativen Ergebnissen in der PET-Bildgebung. Bei all diesen 5 Patienten konnte der Primärtumor mittels PET klar dargestellt werden. Die postoperative Aufarbeitung zeigte bei 4 Patienten auch einen kontralateralen Befall der Halslymphknoten, die alle durch PET dargestellt waren (Sensitivität 100%).

PET zeigte auch 4 falsch-positive «Halsseiten». Zwei dieser 4 Patienten hatten unspezifische reaktive Halslymphknotenveränderungen, die am ehesten auf vorangegangene Biopsien zurückzuführen sind, 2 Patienten zeigten eine histologisch bestätigte Sinus-Histiozytose.

In den Untersuchungen von Myers et al. [18] zeigte PET eine Genauigkeit von 100% im Nachweis von N0-Stadien bei 8 Patienten mit Plattenepithelkarzinom der Mundhöhle. In dieser Studie waren 30 Patienten mit Plattenepithelkarzinomen der Mundhöhle und es wurden 44 Neck dissections bei diesen Patienten durchgeführt. PET überbewertete (falsch-positiv) 2 «Halsseiten» und dies führte zu einer Genauigkeit von 95,5%.

Nach Rege et al. [19] scheint PET auch bei der Untersuchung von Patienten mit Tumorbefall der Halslymphknoten und unbekanntem Primärtumor eine sinnvolle diagnostische Möglichkeit zu sein. Sie untersuchten 60 Patienten mit bioptisch nachgewiesenem Karzinom des Kopf-Hals-Bereiches. Von 4 Patienten mit unbekanntem Primärtumor konnte PET den Primarius in 2 Fällen nachweisen, die Kernspintomographie bei keinem Patienten. Wir konnten den Primärtumor mit Hilfe von PET in einem von 3 Patienten mit CUP-Syndrom nachweisen.

Ein weiteres diagnostisches Gebiet für die ^{18}F-FDG-PET wird die Identifikation von Lokalrezidiven bei Tumorpatienten sein. Die Unterscheidung zwischen Lokalrezidiv und Gewebeschäden nach Strahlentherapie stellt die Untersucher häufig vor grosse Schwierigkeiten. CT und Kernspintomographie können hier oft nur unzureichend Aufschluss geben. In einer Gruppe von 13 Patienten konnte Paulus et al. [20] das Lokalrezidiv mit Hilfe der ^{18}F-FDG-PET eindeutig identifizieren.

Unsere Untersuchung unterstreicht, dass ^{18}F-FDG-PET als kurzes klinisches Protokoll mit einer Aufnahmezeit von gerade 20 min für die klinische Routine einsetzbar ist und die gleichen Ergebnisse im Hinblick auf Sensitivität und Spezifität, wie die sehr zeitaufwendigen in der Vergangenheit durchgeführten PET-Protokolle, ergeben kann. Die Beurteilung des Lymphknotenstatus bei Kopf-Hals-Karzinomen ist mittels PET exzellent und den morphologischen Parameter, der Kernspintomographie und Computertomographie, überlegen.

Danksagung

Die Autoren danken der Margarete Ammon Stiftung München, für die gewährte Unterstützung bei dieser Studie.

Literatur

1 Kau RJ, Laubenbacher C, Saumweber D, Wagner-Manslau C, Schwaiger M, Arnold W: Präoperatives Tumorstaging mittels Endoskopie, Magnetresonanztomographie, Somatostatinszintigraphie und Positronenemissionstomographie. Otorhinolaryngol Nova 1994;4: 292–299.

2 Laubenbacher C, Saumweber D, Wagner-Manslau et al: Comparison of fluorine-18-fluorodeoxydglucose PET, MRI and endoscopy for staging head and neck squamous-cell carcinomas. J Nucl Med 1995;36:1747–1757.

3 Hamacher K, Coenen HH, Stöcklin G: Efficient stereospecific synthesis of nocarrier-added 2-(^{18}F)-fluoro-2-deoxy-D-glucose using aminopolyether supported nucleophilic substitution. J Nucl Med 1986;27:235–238.

4 Wienhard K, Eriksson L, Grootoonk S, Casey M, Pietrzyk U, Heiss WD: Performance evaluation of the positron scanner ECAT EXACT. J Comput Assist Tomogr 1992;16:804–813.

5 Jabour BA, Choi Y, Hoh CK et al: Extracranial head and neck: PET imaging with 2-[F-18]fluoro-2-deoxy-D-glucose and MR imaging correlation. Radiology 1993;186:27–35.

6 Dillon WP, Harnsberger HR: The impact of radiologic imaging on staging of cancer of the head and neck. Semin Oncol 1991;18:64–79.

7 Sagerman R, Chung C: Computed tomography in management in head and neck cancer. CT 1983;5:229–235.

8 Sobin LH, Wittekind CH: TNM classification of malignant tumors. 5th ed, New York, Wiley-Liss, 1977.

9 Parker SL, Tong T, Bolden S et al: Cancer statistics 1996. CA Cancer J Clin 1996;46:5–27.

10 Vokes EE, Weichselbaum RR, Lippmann SM et al: Head and neck cancer. N Engl J Med 1993;328:184–194.

11 Sham JS, Choy D: Prognostic factors of nasopharyngeal carcinoma: A review of 759 patients. Br J Radiol 1990;63:51–58.

12 Snow GB, Annanyas AA, Van Slooten EA et al: Prognostic factors of neck metastases. Clin Otolaryngol 1982;7:185–192.

13 Brinkmann G, Brix F, Beigel A: Sonography, CT, MR in soft part growths in the head and neck region. Röntgenblätter 1990;43:58–64.

14 van den Brekel MWM, Casteljins JA, Stel HV et al: Cervical lymph node metastases: assessment of radiologic criteria. Radiology 1981; 180:457–461.

15 Benchaou M, Lehmann W, Slosman DO et al: The role of FDG-PET in the preoperative assessment of N-staging in head and neck cancer. Acta Otolaryngol Stockh 1996;116:332–335.

16 Adams S, Baum RP, Stuckensen T, Bitter K, Hör G: Prospective comparison of ^{18}F-FDG PET with conventional imaging modalities (CT, MRI, US) in lymph node staging of head and neck cancer. Eur J Nucl Med 1998,25: 1255–1260.

17 Hermanek P, Henson DE, Hutter RVP, Sobin LH: TNH supplement. Berlin, Springer, 1993.

18 Myers LL, Wax MK, Nabi H, Simpson GT, Laminoca D: Positron emission tomography in the evaluation of the N0 neck. Laryngoscope 1998;108:232–236.

19 Rege S, Maass BS, Chaiken L et al: Use of positron emission tomography with fluorodeoxyglucose in patients with extracranial head and neck cancers. Cancer 1994;73:3047–3058.

20 Paulus P, Sambon A, Vivegnis D et al: ^{18}FDG-PET for the assessment of primary head and neck tumors: Clinical, computed tomography, and histopathological correlation in 38 patients. Laryngoscope 1998;108:1578–1583.

21 Bailet JW, Abemayor E, Jabour BA, Hawkins RA, Ho C, Ward PH: Positron emission tomography: A new, precise imaging modality for detection of primary head and neck tumors and assessment of cervical adenopathy. Laryngoscope 1992;102:281–288.

22 Braams JW, Pruim J, Freling NJM et al: Detection of lymph node metastases od squamous-cell cancer of the head and neck with FDG-PET and MRI. J Nucl Med 1995;36:211–216.

Oto·Rhino·Laryngologia NOVA

Otorhinolaryngol Nova 1999;9:144–148

Die Lokalisation von Mehrfachtumoren in den Luft- und oberen Speisewegen als Hinweis auf eine diagonale Rauchstrasse

J. Lamprecht[a] St. Löser[b]

[a]HNO-Klinik, Alfried Krupp von Bohlen und Halbach Krankenhaus, Essen, und
[b]Klinik für Zahn-Mund-Kiefer- und plastische Gesichtschirurgie, RWTH Aachen, Deutschland

Zusammenfassung

Neben der individuellen Disposition ist der Einfluss exogener Noxen für die Entstehung von Karzinomen der Luft- und oberen Speisewege weitgehend unbestritten. Eine nachhaltig intensive Einwirkung derartiger Karzinogene birgt das Risiko der lokalen Tumorentwicklung. In bezug auf die Folgen des Zigarettenrauchens hat sich bereits der Begriff «Rauchstrasse» etabliert. Voruntersuchungen zur betroffenen Seite (Links-Rechts-Verteilung) bei Einfachtumoren hatten eine diagonale Rauchstrasse nahegelegt. Unsere Untersuchung der Seitenverteilung von 126 Tumoren bei 63 Patienten zeigt nun, dass innerhalb eines Individuums synchron oder metachron auftretende Doppel-Karzinome → bei alleinigem Befall der Mundhöhle teils links und rechts, teils auf der gleichen Seite lokalisiert sind, → Tumoren der Mundhöhle überwiegend mit Rachen- oder Kehlkopftumoren der Gegenseite kombiniert sind (25:12) und → Doppel-Tumoren jenseits des Isthmus faucium (in Rachen und Kehlkopf) jeweils auf der gleichen Seite liegen (21:0). Als Konsequenz für die Betreuung unserer Tumorpatienten ergibt sich nach wie vor die Forderung nach einer Zweittumorsuche sowohl im prätherapeutischen Staging als auch während der Tumornachsorge. Bei der Panendoskopie dürfte es Sinn machen, den hier beschriebenen typischen Lokalisationen besonderes Augenmerk zu widmen.

Key Words

Multiple primary tumours · Localisation · Smoke inhalation

Localisation of Multiple Primary Tumours in the Aero-Digestive Tract as an Indication for a Diagonal Route of Smoke Inhalation

It is more or less undisputed that, alongside individual disposition, the influence of exogenous noxa can cause carcinoma to grow in the aero-digestive tract. The permanent and concentrated influence of such carcinogens entails the risk of the development of local tumours. The term 'route of smoke inhalation' has been coined in connection with the consequences of cigarette smoking. Prior examination of the side affected (left-right distribution) in incidences of single tumours have suggested the existence of a diagonal route of smoke inhalation. Our studies of side distribution of 126 tumours in 63 patients now show that in patients with double carcinoma appearing synchronously or metachronously → when only the oral cavity is affected, they are located either on the left or right or sometimes on both sides, → when tumours in the oral cavity are combined with tumours of the pharynx or larynx, those tumours are usually found on the other side (25:12) and → double tumours beyond the isthmus faucium (in the oropharyngeal or laryngeal area) are found on the same side (21:0). For the care of tumour patients it is therefore still very important to look for second tumours, both in the pretherapeutic staging as well as in post-operative care. It would make sense when performing a panendoscopy to pay particular attention to the typical localisation features described here.

La localisation de tumeurs multiples au niveau du tractus aérodigestif en tant que signe de l'existence d'une route diagonale de l'inhalation de la fumée

Au-delà de la disposition individuelle du patient, l'influence qu'exercent les noxes exogènes sur la formation de carcinomes du tractus aérodigestif est en grande partie incontestée. Le risque de développement de tumeurs locales est induit par l'action intensive et constante de tels carcinogènes. Le terme de 'route de l'inhalation de la fumée' s'est déjà établi en rapport aux séquelles dues au fait de fumer des cigarettes. Les études préliminaires visant à déterminer les côtés concernés (répartition gauche-droite) dans le cas de tumeurs simples avaient déjà suggéré l'existence d'une route diagonale de l'inhalation de la fumée. Nos examens concernant la réparti-

KARGER

Fax + 41 61 306 12 34
E-Mail karger@karger.ch
www.karger.com

1014–8221/99/0094–0144$17.50/0

Accessible online at:
www.karger.com/journals/orn

Prof. Dr. med. Jürgen Lamprecht
HNO-Klinik, Alfried Krupp Krankenhaus
Alfried-Krupp-Strasse 21
D–45131 Essen (Germany)

tion sur les côtés de 126 tumeurs dans le cas de 63 patients montrent à présent que les carcinomes doubles apparaissant chez un seul individu de manière synchrone ou métachrone → sont localisées dans le cas de l'atteinte exclusive de la cavité buccale en partie du côté gauche et du côté droit, en partie du même côté, → que les tumeurs de la cavité buccale accompagnées de tumeurs pharyngiennes ou laryngiennes sont pour l'essentiel localisées au côté opposé (25:12) et → que les tumeurs doubles situées de l'autre côté de l'isthmus faucium (dans l'oropharynx et le larynx) se situent à chaque fois du même côté (21:0). Ceci a pour conséquence pour le suivi de nos patients atteints de tumeurs l'obligation, comme ce fut le cas jusqu'ici, de rechercher une deuxième tumeur aussi bien au moment du staging pré-thérapeutique que pendant le suivi médical de la tumeur. Dans le cas de la panendoscopie, il serait judicieux de fixer son attention tout particulièrement sur les localisations typiques décrites ici.

Einleitung

Parallel zum Anstieg der bösartigen Tumoren des Kopf-Hals-Bereiches findet sich ein deutlicher Anstieg von Mehrfachkarzinomen in unserem Gebiet [5, 10]. Nach Mersheimer [13] sind die Schleimhäute der Luft- und oberen Speisewege sogar das Gebiet, in dem sich beim Menschen multiple Karzinome am häufigsten manifestieren. Als prädisponierende und auslösende Ursachen hierfür kommt ein weites Spektrum von Faktoren in Frage; zahlreiche epidemiologische Untersuchungen belegen die besonders wichtige Rolle des Tabakkonsums, der neben dem Alkohol offenbar eine Schlüsselstellung in der Pathogenese dieser Karzinome einnimmt.

Wenn man akzeptiert, dass exogene Faktoren in der Karzinogenese eine wesentliche Teilursache darstellen, erhebt sich die Frage nach den Mechanismen der 'Auswahl' der individuellen Tumorlokalisation nach Region und Seite. Diese Frage ist nicht nur akademisch von Interesse, sondern bei der Suche nach einem Zweit- oder Drittkarzinom von klinischer Bedeutung. In vorausgegangenen Untersuchungen war auf endoskopischem Wege über die Nase eine Beobachtung der Rauchströmung während der Zigarettenrauchinhalation möglich gewesen [8, 9]; hierbei hatte sich ein diagonaler Stromkurvenverlauf von der seitlichen Mundhöhle über den Isthmus faucium zur Gegenseite in den Mundrachen und abwärts durch den Endolarynx zeigen lassen. Inhalationsversuche an Probanden mit Chlorophyll-Staub hatten ebenfalls individuell unterschiedliche Prädilektionsstellen des Farbstoffniederschlags auf der inneren Larynxoberfläche zeigen lassen [12]. Systematische Untersuchungen zum Depositionsverhalten von Stäuben oder Partikelaerosolen in Modellen des Kehlkopfes bestätigen dies und belegen durch eine asymmetrische Aerosolapplikation die Möglichkeit des gezielten Ansteuerns verschiedener Schleimhautareale [7]. In diesen Studien wurde auch deutlich der Einfluss von Teilchengrösse, Glottisweite, Kehldeckelstellung und Ausprägung des Petiolus [11]. Die gezielte Auswertung der betroffenen Schleimhautareale bei Tumoren des Kopf-Hals-Bereiches in unserem Fachgebiet zeigte ein Verteilungsmuster, das bei gemittelter Betrachtung der Häufungen der betroffenen Areale eine diagonale Rauchstrasse mit einer Kreuzung im Bereich des Übergangs von Mundhöhle zu Mundrachen (Isthmus faucium) nahelegt [6, 16].

Noch interessanter wäre die Analyse der betroffenen Karzinomlokalisationen bei Patienten mit Mehrfachtumoren unter Berücksichtigung der Links-Rechts-Verteilung, um die typische Diagonalität der Rauchstrasse auch im Einzelfall wahrscheinlich zu machen. Dies war Anlass, in einer retrospektiven Studie den Fragen nachzugehen:

1. Welche Karzinomlokalisationen und Karzinomkombinationen treten bei Mehrfachtumoren im oberen Aerodigestivtrakt gehäuft auf?
2. Ergeben sich Häufigkeiten in der Tumorlokalisation im Sinne eines seitengleichen (re/re, li/li) oder diagonalen (re/li, li/re) Verteilungsmusters in der Längsachse?
3. Lässt sich der Weg einer inhalativ aufgenommenen Noxe durch den oberen Aerodigestivtrakt anhand des Befalls von Region und Seite bei Mehrfachtumoren verfolgen?

Material und Methode

Wir sind der Hals-Nasen-Ohrenklinik des akademischen Krankenhauses der Universität Nijmegen dankbar, die uns die Krankengeschichten von 63 Patienten mit Mehrfachkarzinomen aus der Zeit von 1972 bis 1993 zur Auswertung zur Verfügung stellten. Bei allen Patienten lagen histologisch gesicherte Plattenepithelkarzinome vor. Alle Patienten waren über einen längeren Zeitraum Zigarettenraucher. Genauere Mengen und Zeitangaben zum Nikotinabusus liessen sich nicht mehr gewinnen. Auch konnten wir retrospektiv nicht feststellen, ob die Patienten bei metachronem Auftreten des Tumors zwischen der Diagnose des Erst- und des Zweitkarzinoms weiter geraucht hatten. Fest steht aber auch, dass ein Grossteil dieser Patienten zusätzlich regelmässig Alkohol in erheblichen Mengen zu sich genommen hatte.

Nach Warren und Gates [17] erfüllen diese Mehrfachtumoren die Kriterien der histologisch nachgewiesenen Bösartigkeit, der Trennung durch normale, nicht neoplastisch veränderte Schleimhaut und des Ausschlusses der Möglichkeit, dass der Zweittumor eine Metastase des Ersttumors ist.

Ein synchroner Verlauf der Erkrankung liegt vor, wenn beide Karzinome sofort bei der Erstuntersuchung oder in einem Zeitraum von weniger als sechs Monaten diagnostiziert wurden; bei metachronem Auftreten des Zweitkarzinoms beträgt das Intervall zwischen beiden Diagnosen mehr als sechs Monate.

Ausgewertet wurden diese Fälle insbesondere in Bezug auf die betroffenen 126 Tumorregionen und deren Links-Rechts-Seitenverteilung.

Ergebnisse

54 der 63 Patienten mit Mehrfachkarzinomen waren männlich (86%), 9 weiblich (14%). Das Durchschnittsalter der Patienten betrug 57,5 Jahre. Das Zeitintervall zwischen Erstkarzinom und Zweitkarzinom bei metachronem Verlauf betrug durchschnittlich 4,5 Jahre. Das längste Intervall lag bei 20 Jahren. Bei 23 der 63 Patienten wurden Erst- und Zweitkarzinom synchron diagnostiziert, bei 40 Patienten metachron nach Ablauf von 6 Monaten.

Betroffene Tumorlokalisationen (Übersicht)

	n	%
Mundhöhle	60	48
Oropharynx	25	20
Larynx	25	20
Hypopharynx	16	12
	126	100

Seitenverteilung der Karzinome (Übersicht)

	n	%
Rechts	60	48
Links	63	50
Median/beidseitig	3	2
	126	100

Seitenverteilung der Karzinome (Regionen)

		n	%
Mundhöhle	Rechts	24	40
	Links	34	57
	Median/beidseitig	2	3
		60	100
Oropharynx	Rechts	14	56
	Links	10	40
	Median/beidseitig	1	4
		25	100
Larynx	Rechts	14	56
	Links	11	44
		25	100
Hypopharynx	Rechts	8	50
	Links	8	50
		16	100

In dieser Studie waren die häufigsten Kombinationen: Mundhöhlenkarzinom mit Larynxkarzinom (27%), und Mundhöhlenkarzinom mit Oropharynxkarzinom (21%).

Seitenkombination der Karzinome vor dem Isthmus faucium (Doppelkarzinom der Mundhöhle)

	n	%
Re/re oder li/li	6	60
Rechts und links	4	40
	10	100

Seitenkombination der Doppelkarzinome vor und hinter dem Isthmus faucium (Kombination von Mundhöhle mit Oropharynx, Larynx oder Hypopharynx)

	n	%
Diagonal	25	68
Seitengleich	12	32
	37	100

Seitenkombination der Doppelkarzinome hinter dem Isthmus faucium (Kombination von Oropharynx, Larynx bzw. Hypopharynx)

	n	%
Re/re oder li/li	21	100
Rechts und links	0	0
	21	100

Diskussion

Diese Arbeit kann zur Klärung der Häufigkeit von Mehrfachtumoren im Krankengut einer Hals-Nasen-Ohrenklinik nicht beitragen, da die dem Patientenkollektiv zugrundeliegende Zahl aller Tumoren aus dieser Zeit nicht bekannt ist. Die Zahl von Mehrfachtumoren in unserem Fachgebiet ist jedenfalls beträchtlich. Holinger [3] bezeichnet sogar «das Erstkarzinom als die wichtigste Präkanzerose für das Zweitkarzinom». Die frühe Diagnostik und Verbesserung der therapeutischen Massnahmen (Chemotherapie, Operationstechnik und Strahlentherapie) kann eine deutlich grössere Überlebenszeit unserer Tumorpatienten bedeuten. Diese Patienten haben dann ein höheres Risiko, ein Zweitkarzinom zu entwickeln. Diese Wahrscheinlichkeit wird zusätzlich durch fortgesetzte Einwirkung exogener Karzinogene (z.B. Zigarettenrauch oder Alkohol) erhöht.

Die klinische Erfahrung zeigt deutlich, dass für Karzinome der Luft- und oberen Speisewege Prädilektionsstellen bestehen. So nehmen Mundhöhlenkarzinome ihren Ursprung von einer hufeisenförmigen Region, die den Sulcus glossoalveolaris, die seitlichen Zungenränder und das Trigonum retromolare umfasst. Eine typische Lokalisation liegt am Übergang der Mundhöhle zum Oropharynx mit Befall des Zungenrandes, des vorderen Gaumenbogens, des gleichseitigen Zungengrundes und der Gaumenmandel [14]. Im Kehlkopf ist am häufigsten die Glottisregion beteiligt, wobei die vorderen zwei Drittel der Stimmlippe einschliesslich der vorderen Kommissur deutlich häufiger als der hintere Abschnitt der Glottis vom Karzinom betroffen sind [2, 18]. Die Strömungsuntersuchungen an Kehlkopfmodellen [8, 11], die direkte Beobachtung der Zigarettenrauchinhalation an Probanden [8], die Auswertung der Niederschlagsmuster in Kehlkopfmodellen [7, 11] und bei Probanden [12] ergeben kongruente Bilder und weisen darauf hin, dass eine lokal vermehrte Schleimhautexposition mit einem exogen aufgenommenen Karzinogen auch zu einem höheren Risiko der lokalen Tumormanifestation führt. Verfolgt man hierbei die am häufigsten befallenen Areale in der Längsachse des oberen Aerodigestivtraktes, so ergibt sich daraus eine «Rauchstrasse» für inhalativ aufgenommene Noxen.

Über die Entstehung von Mehrfachkarzinomen entlang dieser Rauchstrasse (seitlicher Mundboden – Zungenrand – Weichgaumen – Tonsillenloge – Zungengrund – Endolarynx – Bronchialbaum) wurde bereits verschiedentlich berichtet [4, 15], allerdings ohne Berücksichtigung der Seitenverteilung.

Vogt-Hohenlinde [16] hatte in einer retrospektiven Studie die Ortsverteilung von 306 Patienten mit Plattenepithelkarzinomen der Mundhöhle und des Oropharynx untersucht und dabei im Bereich der Mundhöhle eine Bevorzugung der rechten Seite (im Verhältnis 3:2) und beim Oropharynxkarzinom der linken Seite (2:3) festgestellt. Im Übergangsbereich von Mundhöhle zum Oropharynx fand sich ein ausgewogenes Seitenverhältnis. Diese Seitenverteilung spricht für einen schrägen diagonalen Verlauf der Rauchstrasse mit Kreuzung im Übergangsbereich des Isthmus faucium. Die nun in dieser Studie festgestellte Seitenverteilung der Mehrfachkarzinome ergibt eine weitgehende Ausgewogenheit der betroffenen Seiten. Hervorzuheben ist bei Betrachtung der Seitenverteilung der Doppelkarzinome vor und hinter dem Isthmus faucium die Bevorzugung einer diagonalen Verteilung (im Verhältnis 25:12 oder 68:32%). Bemerkenswert ist auch die Seitenverteilung der Doppelkarzinome hinter dem Isthmus faucium jeweils auf der gleichen Seite (21:0). Diese Ergebnisse deuten an, dass die Rauchstrasse nicht nur im statistischen Mittel aller Patienten, sondern auch überwiegend intraindividuell zwischen Mundhöhle und Rachenraum einen diagonalen Schrägverlauf zur Gegenseite nimmt, um kaudal des Isthmus faucium die Seite (meist) nicht mehr zu wechseln.

Vor diesem Hintergrund ergeben sich folgende für die Klinik relevante Konsequenzen:

- Patienten mit einem Karzinom im Kopf-Hals-Bereich sind als Risikogruppe für das Auftreten eines Zweitkarzinoms zu betrachten [3]. Die zunehmende Inzidenz von Zweitkarzinomen im oberen Aerodigestivtrakt verlangt bereits bei der Diagnose eines Karzinoms im Kopf-Hals-Bereich nach einer Ausweitung des prätherapeutischen Stagings, wobei durch Panendoskopie alle Organe des Luft- und oberen Speisewegs (also inklusive Bronchialbaum) endoskopisch erfasst werden sollten.
- Bei Latenzzeiten von bis zu 20 Jahren zwischen Auftreten des Erst- und Zweitkarzinoms ist eine lebenslange Tumornachsorge zu fordern. Bei der Panendoskopie sollte dem Diagonalverlauf der Rauchstrasse Rechnung getragen und beim Index-Karzinom der Mundhöhle besonderes Augenmerk auf ein jenseits des Isthmus faucium auf der Gegenseite gelegenes Zweitkarzinom gerichtet werden.
- Zudem tut sich ein wichtiges Kooperationsfeld [1] zwischen Hals-Nasen-Ohrenärzten und Mund-Kiefer-Gesichtschirurgen auf: Patienten, die wegen eines Mundhöhlenkarzinoms primär in die Behandlung des Kieferchirurgen kommen, bedürfen unbedingt und möglichst im Rahmen des prätherapeutischen Stagings auch einer Mitbeurteilung durch den Hals-Nasen-Ohrenarzt, der allein in der Lage ist, typische Zweit- (oder Dritt-) Tumorlokalisationen wie z. B. im Kehlkopf und im Hypopharynx mit der erforderlichen Sicherheit abzuklären.

Literatur

1 Dammer R, et al.: Die Früherkennung von Mehrfachtumoren bei der Primärdiagnostik oraler Karzinome mit Hilfe der Panendoskopie. Mund-Kiefer-Gesichtschir 1999;3:61–66.

2 Glanz H: Carcinoma of the larynx. Adv Otol Rhinol Laryngol 1984; 32:1–123.

3 Holinger PH, et al.: Laryngeal and bronchial cancer. A study of double primary malignancy. Ann Otol St Louis 1961;70:475–484.

4 Kleinsasser O: Tumoren des Larynx und des Hypopharynx. Stuttgart, Thieme, 1987.

5 Kobayashi Y, et al.: Multiple primary cancers in patients with initial laryngeal cancer. Jpn J Clin Oncol 1990;20:128–133.

6 Kühn A, Küter E, Lamprecht J: Bevorzugte Lokalisationen von Karzinomen in Mundhöhle und Mundrachen. Laryngol Rhinol Otol 1990;69:13–15.

7 Lamprecht J: Niederschläge inhalierter Stäube im menschlichen Kehlkopf. 71. Versammlung der Vereinigung Südwestdeutscher HNO-Ärzte, Heidelberg, 1987.

8 Lamprecht J: Die Rauchstrasse durch den Kehlkopf – Untersuchungen am Menschen und im Modell. Münster, Abstract Zentralbl. HNO, April 1990.

9 Lamprecht J: Rauchgewohnheiten und inhalative exogene Karzinogenese in der HNO. Referat Jahresversammlung der Westdeutschen Vereinigung der HNO-Ärzte, Neuss, 1993.

10 Lamprecht J, Lamprecht A, Morgenstern C: Mehrfachtumoren im oberen Aerodigestivtrakt – eine retrospektive Studie Laryngol Rhinol Otol 1983;62:499–501.

11 Lamprecht J, Hess M: Das Strömungsverhalten von Fluiden und die regionale Ablagerung von Aerosolpartikeln im menschlichen Larynxmodell. Otorhinolaryngol Nova 1993;3:128–134.

12 Lamprecht J, Hess M: Ablagerung und Elimination von Stäuben im menschlichen Kehlkopf nach Aerosolinhalation. Otorhinolaryngol Nova 1993;3:248–252.

13 Mersheimer W, Ringel A, Eisenberg H: Some characteristics of multiple primary cancers. Ann NY Acad Sci 1964;114:896–921.

14 Rudert H, Kleinsasser O: Tumoren des Oropharynx. Bösartige Geschwülste des Kehlkopfes und des Hypopharynx; in Berendes J (Hrsg): Hals-Nasen-Ohrenheilkunde. Stuttgart, Thieme, 1983, Bd. 4,2.

15 Schottenfeld D, et al.: The role af alcohol and tobacco in multiple primary cancers of the upper digestive system, larynx and lung: A prospective study. Prev Med 1974;3:227–293.

16 Vogt-Hohenlinde E: Bevorzugte Lokalisation von Karzinomen in Mundhöhle und Mundrachen; Dissertation, Düsseldorf 1993.

17 Warren S, Gates O: Multiple primary malignant tumors and susceptability to cancer. Cancer Res 1994;4:554–570.

18 Wöller M: Die bevorzugte Lokalisation von Kehlkopfkarzinomen; Dissertation, Düsseldorf 1993.

Oto-Rhino-Laryngologia NOVA

Otorhinolaryngol Nova 1999;9:149–154

Zur chirurgischen Therapie der Amiodaron (Cordarex)-induzierten Hyperthyreose und thyreotoxischen Krise

E. Biermann C. Morgenstern

Abteilung für Hals-Nasen-Ohrenheilkunde, Kopf und Halschirurgie des Allgemeinen Krankenhauses St. Georg, Hamburg, Deutschland

Zusammenfassung

Das Antiarrhythmikum Amiodaron (Cordarex) ist eine der häufigen Ursachen schwerer, jodinduzierter Hyperthyreosen. Aufgrund der mehrmonatigen Halbwertszeit des Medikamentes und der vollen Jodspeicher sind thyreostatische Therapien wenig effektiv, so dass eine notfallmässige Ablation des Schilddrüsengewebes erforderlich werden kann. Die kardiale Vorschädigung mit Amiodaron behandelter Patienten erhöht das Operationsrisiko deutlich, so dass eine frühzeitige Thyreoidektomie angestrebt werden sollte. Die niedrigen Komplikationsraten elektiv ausgeführter Schilddrüsenresektionen lassen uns eine prophylaktische Operation fordern, sowie das TSH basal unter Amiodarontherapie supprimiert und T_3 erhöht sind.

Key Words

Amiodarone · Thyrotoxicosis · Thyroidectomy

Surgical Treatment of Amiodarone-Induced Thyrotoxicosis

Amiodarone is a frequent source of severe iodine-induced thyrotoxicosis. Because of its long half-life time and the mass of incorporated iodine thyreostatic therapy is little effective. Removal of thyroid tissue can become necessary. This should be done as early as possible because patients treated with amiodarone often have severe cardiac damage. Complication rates of elective thyroid surgery are low. Thyroidectomy should be performed when basal TSH is suppressed and T3 is increased.

Traitement chirurgical de l'hyperthyréose due à l'amiodarone

L'amiodarone est fréquemment à l'origine d'hyperthyréoses graves. Cette situation ne peut être corrigée par une thérapie anti-thyroïdienne classique en raison de la longue demi-vie de l'amiodarone, de plusieurs mois, et de sa forte saturation en iode. Cette complication peut nécessiter une intervention chirurgicale d'urgence non dénuée de risques, en raison des problèmes cardiaques surajoutés de la majorité des patients concernés. Dès lors, il semble raisonnable de préconiser une opération élective dès que la thyrotropine est supprimée et la T3 élevée. Le faible taux de complications liées à la thyroïdectomie prophylactique justifie cette attitude.

Einleitung

Entsprechend der Bedeutung für den Gesamtorganismus ist die der Stoffwechselaktivität angepasste inkretorische Aktivität der Schilddrüse durch zahlreiche Mechanismen abgesichert. Die bisher nur teilweise bekannten Regelkreise müssen auch bei Schwankungen des Nahrungsjodgehaltes eine konstante Hormonproduktion gewährleisten. Während ein Jodmangel langfristig zur Kropfbildung führt, bleibt ein Überangebot an Jod im Regelfall folgenlos, sofern kein autonomes Schilddrüsengewebe oder eine immunogene Stimulation bestehen. In gesundem Schilddrüsengewebe bremst der Wolff-Chaikoff-Effekt die Hormonproduktion bei einem Überangebot an Nahrungsjod durch Hemmung der Jodaufnahme

KARGER

Fax + 41 61 306 12 34
E-Mail karger@karger.ch
www.karger.com

1014–8221/99/0094–0149$17.50/0

Accessible online at:
www.karger.com/journals/orn

Dr. Eckhardt Biermann
Klinik für HNO-Heilkunde, Kopf- und Halschirurgie
Allg. Krankenhaus St. Georg
Lohmühlenstr. 5
D–20099 Hamburg (Germany)

und der Hormonsynthese. Bleibt das Jodangebot erhöht, reagiert die Schilddrüsenzelle mit einem «Escape»-Phänomen, die Hormonproduktion nimmt wieder zu. Eine für den Organismus nachteilige Hypothyreose wird so vermieden [1].

Jodhaltige Medikamente wie Röntgenkontrastmittel und das Antiarrhythmikum Amiodaron stellen durch ihren hohen Anteil an gebundenem Jod Grenzbelastungen dar, die unter bestimmten Bedingungen zu einer Hyperthyreose oder thyreotoxischen Krise führen können. Während diese Nebenwirkungen für jodhaltige Kontrastmittel gut bekannt sind, werden eine Hyperthyreose oder hyperthyreote Krise durch Amiodaron oft erst spät diagnostiziert, da das Leitsymptom der Hyperthyreose, die Tachykardie, fehlt. Auch ist der Zusammenhang zwischen der manchmal seit Jahren bestehenden Amiodaronmedikation und der Stoffwechselkrise nicht immer offensichtlich. Nicht selten wird die voranschreitende Herzinsuffizienz fälschlich als Ursache der Adynamie angesehen, obwohl beides Folgen der Thyreotoxikose sind.

Wir beobachteten innerhalb eines Monates 3 Fälle einer Amiodaron-induzierten thyreotoxischen Krise, die mittels Thyreodektomie als ultima ratio behandelt werden mussten. Sie werden im folgenden dargestellt, um die Notwendigkeit einer frühzeitigen chirurgischen Intervention zu unterstreichen.

Pathophysiologie der Amiodaron-induzierten Hyperthyreose (AIH)

Amiodarone ist eine potentes Antiarrhythmikum zur Behandlung maligner ventrikulärer Arrhythmien. Aufgrund fehlender negativ inotroper Effekte ist es zur Anwendung bei fortgeschrittener myogener kardialer Insuffizient geeignet und für diese Patientengruppe unverzichtbar.

Aus der Lipophilie resultiert eine hohe Plasmaeiweissbindung. Die Eliminationshalbwertszeiten von Amiodaron und seines Hauptmetaboliten Desäthylamiodaron (DEA) sind mit 56 bzw. 129 Tagen äusserst lang. Das Molekül entfaltet aufgrund struktureller Ähnlichkeiten mit Thyroxin und Trijodthyronin einen T3-antagonistischen Effekt, der am Herzmuskel zu einem intrazellulären Zustand der Hypothyreose mit geringerer Arrhythmieanfälligkeit führt. Zusätzlich wird das Enzym 5-Dejodinase und damit die Umwandlung von Thyroxin in das biologisch aktive Trijodthyronin blockiert [2–4].

Amiodaron besteht zu knapp 40% aus organisch gebundenem Jod, was bei Erhaltungsdosen zwischen 100 und 600 mg zu einer Tagesjodbelastung bis 225 mg führt. Der physiologische Jodbedarf wird damit 1000fach überschritten. Als Folge steigt der Jodid-Plasmaspiegel auf das Vierzigfache, der intrathyroidale Jodgehalt auf das Vierfache [4, 5].

Passagere laborchemische Veränderungen ohne klinische Zeichen einer Schilddrüsenunter- oder überfunktion können bei 40% der mit Amiodaron behandelten Patienten gemessen werden. Bis zu 24% entwickeln eine manifeste Schilddüsenfunktionsstörung, die je nach vorbestehender Jodbeladung oder präexistenter Schilddrüsenerkrankung als Hypothyreose oder Hyperthyreose imponiert. Dabei reagiert die Schilddrüse auf den Jodexzess weder einheitlich noch immer vorhersagbar. Hypothyreosen, auch permanent, sind nahezu regelhaft bei vorbestehender subklinischer autoimmunogener Thyreoiditis zu beobachten. Hyperthyreote Reaktionen werden durch eine subklinische Autoimmunhyperthyreose oder eine multifokale Autonomie begüngstigt. Sie basieren auf unterschiedlichen molekularbiologischen Vorgängen. Bei Versagen des Wolff-Chaikoff-Effektes führt das überhöhte Jodangebot zu einer gesteigerten Hormonproduktion, insbesondere bei vorbestehender Autonomie. Ist die Schilddrüse dagegen vor der Amiodarontherapie morphologisch und funktionell unauffällig, wird als Ursache der AIH eher ein entzündlich-destruktiver Prozess mit Zerstörung der Follikel und gesteigerter Hormonfreisetzung angetroffen. An dieser Form erkranken bevorzugt Männer [6–10].

Klinik und Diagnose der AIH

Das klinische Bild der AIH ist durch den partiellen T3-Antagonismus der Substanz maskiert. Vieldeutige Symptome wie Gewichtsverlust, Adynamie, Wärmeintoleranz, Tremor, Herzinsuffizienz oder Rhythmusstörungen dominieren. Ursächlich ist eine Progredienz der meist schweren kardialen Grunderkrankung auszuschliessen. Eine Tachykardie fehlt aufgrund des herzfrequenzsenkenden Effektes von Amiodaron. Eskaliert die Erkrankung zur thyreotoxischen Krise, werden die Patienten aufgrund von Rhythmusstörungen, Ateminsuffizienz und Somnolenz intensivbehandlungspflichtig [9].

Laborchemisch ist ein supprimiertes basales TSH mit einem deutlich erhöhten fT4-Serumspiegel beweisend. Zumeist ist das fT3 ebenfalls erhöht. Ein niedriges basales TSH mit erhöhten fT4-Werten spricht gegen eine AIH und wird unter Amiodarontherapie oft beobachtet. Diese Patienten sind aufgrund des partiellen T3-Antagonismus der Substanz auf zellulärer Ebene euthyreot [11].

Konservative Therapie der AIH

Die Behandlung der AIH mit Thyreostatika ist schwieriger als die von anderen Formen der Hyperthyreose [12]. Aufgrund des intrathyroidal akkumulierten Jods ist die Hemmung der Jodaufnahme durch Perchlorat wenig effektiv. Auch die Blockierung der Hormonsynthese durch Thionamide ist wegen der vollen Jodthyreoglobulinspeicher schlecht wirksam. Ein entzündlich-destruktiver Prozess mit Follikolyse wird durch Thyreostatika nicht beeinflusst. Die Hormonplasmaspiegel sinken nur langsam ab. Durch die lange Plasmahalbwertszeit des Pharmakons bedingt, kann die Hyperthyreose bis zu 8 Monaten nach Absetzen des Präparates fortbestehen [13]. Mit Absetzen des Amiodarons muss sich der Zustand des Patienten nicht unbedingt bessern. Durch den nachlassenden peripheren T3-Antagonismus nehmen Arrhythmien und Symptome der Hyperthyreose zu. Als Folge kann sich die Hyperthyreose krisenhaft verschlimmern [14]. Wird ein medikamentöser Therapieversuch unternommen, muss der Typ der AIH berücksichtigt werden. Bei einer AIH auf dem Boden einer Autonomie (Typ I) sind Kombinationen von Kaliumperchlorat mit Methimazol oder Propylthiouracil empfohlen. Dominiert die zytotoxische Form (Typ II), sind hochdosierte Steroide, ggfs. zusätzlich zu Thyreostatica, indiziert. Flüssigkeitsretention und diabetogene Wirkung sind bei kardialer Vorschädigung oft bedenklich. Nicht selten muss die thyreostatische Therapie durch substanzeigene Nebenwirkungen (Leukopenie, Allergien) beendet werden. Ohne vorbestehende Schilddrüsenerkrankungen ist mit einer durchschnittlichen Therapiedauer von 8 Wochen zu rechnen, mit Schilddrüsenerkrankungen kann diese deutlich länger ausfallen. Lediglich blande AIHs vom zytotoxischen Typ sistieren in 2–4 Monaten allein durch Absetzen des Amiodarons. Eine AIH kann jederzeit in eine thyreotoxische Krise einmünden [4, 15, 16].

Chirurgische Therapie der AIH

Die unkontrollierbare Freisetzung von Schilddrüsenhormon während einer jodinduzierten Thyreotoxikose kann nur durch eine Ablation des Schilddrüsengewebes wirkungsvoll unterbunden werden. Galt ein thyreotoxischer Patient früher als inoperabel, wird die Thyreoidektomie zur Beherrschung der jodinduzierten Hyperthyreose oder thyreotoxischen Krise seit Mitte der 80er Jahre zunehmend durchgeführt [17–19]. Diese Entwicklung wurde durch die Einführung intensivmedizinischer Verfahren in die anästhesiologischen Überwachung und Therapie sowie neue Anästhetika mit minimalen kardiozirkulatorischen Nebenwirkungen unter Verzicht auf Narkosegase (total intravenöse Anästhesie, TIVA) möglich.

Aufgrund seiner zunehmenden Verbreitung ist Amiodaron inzwischen eine häufige Ursache von jodinduzierten Hyperthyreosen. Die AIH stellt die ungünstigste Form der jodinduzierten Hyperthyreose dar und ist konservative nur schwer oder nicht beherrschbar, so dass die Ablation von Schilddrüsengewebe seit Einführung der Substanz 1971 diskutiert wird. Singh und Nadamee [20] propagierten bereits 1983 Schilddrüsenteilresektionen, um eine Amiodarontherapie nach einer Hyperthyreose fortführen zu können. Seitdem liegen über 70 Fallberichte zur erfolgreichen chirurgische Behandlung der Thyreotoxikose und thyreotoxischen Krise durch Amiodaron vor [21–27]. Alle Autoren betonen die schnelle klinische Erholung ihrer Patienten binnen weniger Tage. Aussergewöhnliche intra- oder postoperative chirurgische Komplikationen oder perioperative Todesfälle werden nicht berichtet. Die Komplikationsraten hinsichtlich Nachblutungen, Hypokalzämien und Schädigungen des N. recurrens laryngis sind eher niedriger als bei elektiven Schilddrüsenoperationen [28–33]. Als Verfahren dominieren die fast-totale oder totale Thyroidektomie. Nur wenige Operateure beschreiben subtotale Resektionen.

Methodik und Patientengut

Im Mai 1999 wurden der Abteilung für Hals- Nasen- Ohrenheilkunde, Kopf- und Halschirurgie des Allgemeinen Krankenhauses St. Georg, Hamburg, drei schwerstkranke männliche Patienten in der thyreotoxischen Krise zur notfallmässigen Ablation der Schilddrüse vorgestellt. Bei allen Patienten bestand histologisch eine AIH vom entzündlich-destruktiven Typ ohne wesentliche Vergrösserung des Organes (Abb. 1). Präexistente Schilddrüsenerkrankungen waren in keinem Fall bekannt. Alle Patienten lagen präoperativ im Intensivbereich, ein Patient wurde beatmet. Alle Patienten wurden von intensivmedizinisch erfahrenen Anästhesisten betreut.

Fall 1 (E.G.): 70jähriger Patient mit koronarer Herzkrankheit mit Vorhofflattern, Aorteninsuffizient 1. Grades, Hypertonus, komp. Niereninsuffizienz, Asthma bronchiale, Z.n. OP eines Bauchaortenaneursymas. Seit Dezember 96 Amiodaronmedikation, im Juli 97 wegen ventrikulärer Tachykardien Implantation eines internen Defibrillators. Absetzen des Amiodarons im April 99 aufgrund erhöhter T4-Werte und Einleitung einer thyreostatischen Therapie mit Natriumperchlorat und Thiamazol. Trotzdem Zunahme der Arrhythmien, daraufhin His-Bündel-Ablation und Schrittmacherimplantation (VVI). Zunehmende Kachexie. Am 7.5.99 fT3 12,3 ng/l (Normwert 1,8–4,6 ng/l), fT4 über 77 ng/l (Normwert 9,3–17 ng/l). Übernahme auf die Intensivstation am 14.5. wegen Adynamie und Ateminsuffizienz, die eine Intubation und Beatmung erfordert. Am 16.5. komplikationslose Thyroidektomie bei gering vergrösserter Schilddrüse (Volumen 34 ml) und Tracheotomia superior. Nach 24 Stunden fT3 4,1, fT4 65,2, nach 96 Stunden fT3 2,4, fT4 32,4, Serumcalcium, 1,89 mmol/l. Hemicolektomie wegen Divertikelblutung am 24.5., weiterer Verlauf komplikationslos.

Fall 2 (H.W.-2): 72jähriger Patient mit koronarer Dreigefässerkrankung, kombiniertem Aortenklappenvitium, biventrikulärer Herzinsuffizienz, Vorhofflimmern, Z.n. mehrfacher PTCA mit Stentimplantation, AV-Knoten-Ablation und Schrittmacherimplantation (DDD), COPD, Amiodarontherapie von März 97 bis Dezember 98, wegen Lungenfibrose beendet. Aortenklappenersatz im Oktober 98. Im Mai 99 zunehmder Gewichtsverlust, Antriebsminderung, schliesslich Adynamie und Verwirrtheit. Diagnosestellung einer AIH und kombinierte thyreostatische Therapie mit Natriumperchlorat und Thiamazol hochdosiert, sine effectu. FT3 am 17.5. 7 ng/l, fT4 grösser 77 ng/l. Thyreoidektomie bei normal grosser Schilddrüse am 21.5.99, intraoperativ Reanimation wegen Bradykardie. Exitus im Linksherzversagen 10 Stunden postoperativ.

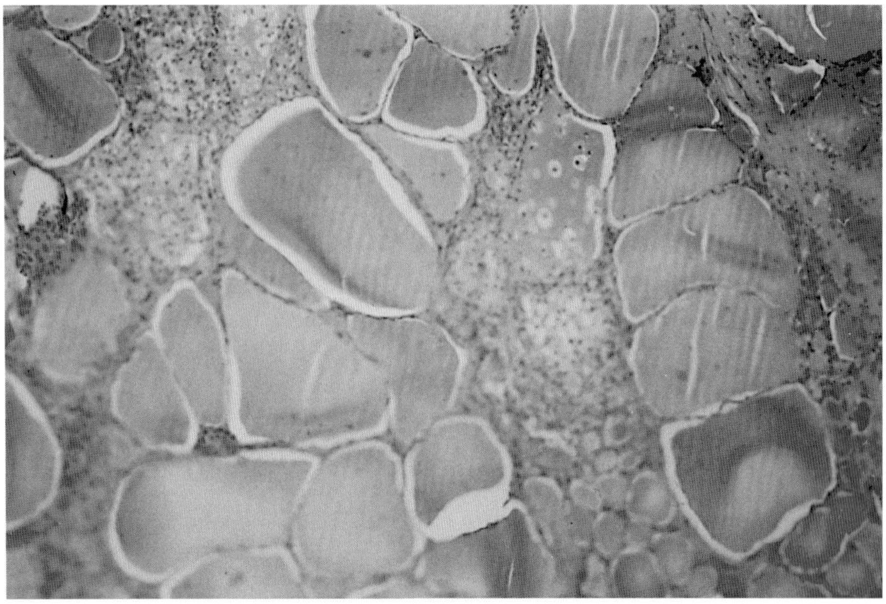

a

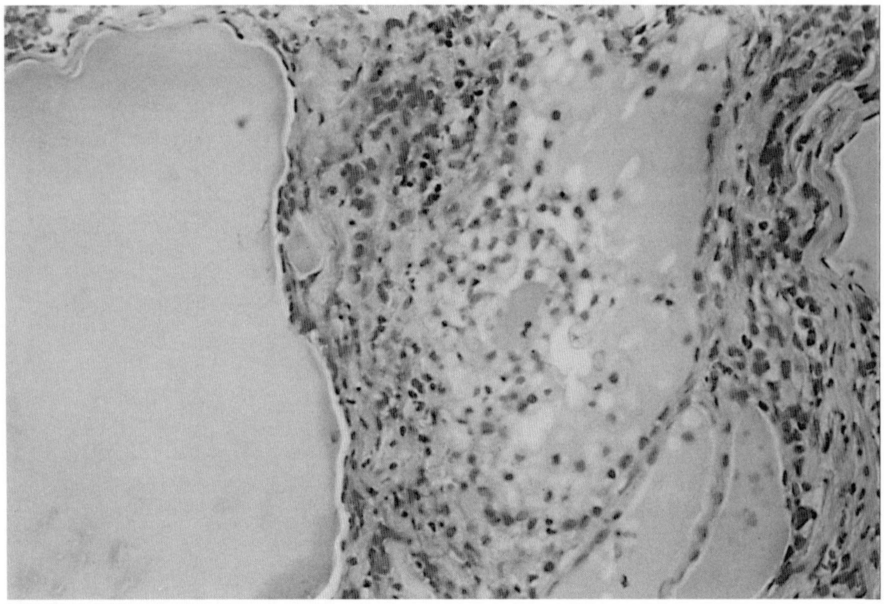

b

Abb. 1. a Normo-makrofollikuläres hypoplastisches Schilddrüsengewebe mit flachatrophischem Follikelepithel. Keine morphologischen Zeichen einer gesteigerten inkretorischen Aktivität. Auffälliges interstitielles lymphohistiozytäres Infiltrat mit Tendenz zu fibrotischer und fibrosierender Entzündungsreaktion. HE. Vergrösserung 1:100. **b** Stärkere Vergrösserung (1:400). Aggressive und follikeldestruierende, fibrohistiozytäre Entzündungsreaktion mit Extravasation des Follikelinhaltes.

Fall 3 (E.R.): 67jähriger Patient mit schwerer koronarer Mehrgefässerkrankung mit intermittierendem Vorhofflimmern, arterieller Hypertonus. Amiodaron seit 1995. Katheterablationen 1998. Am 3.5.99 fT3, 8,8 ng/l, fT4 69,5 ng/l. Beginn einer thyreostatischen Kombinationstherapie mit Natriumperchlorat und Thiamazol. Innerhalb von 10 Tagen zunehmende psychomotorische Unruhe, Tremor, Schwäche, Adynamie. FT3 nun 12 ng/l, fT4 grösser 77 ng/l. In den Folgetagen Vollbild einer thyreotoxischen Krise. Komplikationslose Thyroidektomie am 25.5.9 bei normal grosser Schilddrüse. Erholung des Patienten binnen weniger Tage, niedrigstes Serumkalzium 1,95 mmol/l.

Alle Patienten wurden thyroidektomiert. Die operative Taktik orientierte sich am Vorgehen von Thompson et al. [35]. In allen Fällen fand sich ein blasses, fein-lobuliertes, vulnerables Parenchym mit zahlreichen kleinen und kleinsten Kapselvenen ohne wesentliche Ektasie der Polgefässse. Die Kapselvenen wurden mit gebogenen Mikroklemmen gefasst, durchtrennt und ligiert. Die Ligatur der oberen Polarterie erfolgte parenchymnah «Ast für Ast». Der Stamm der unteren Polarterie wurde von der Halsgefässscheide aus am de Quervainschen Punkt aufgesucht und ligiert. Die Identifikation der Nebenschilddrüsen war bei auffälliger Parenchymblässe und perithyroidaler Fibrosierung erschwert. Zum sicheren Erhalt einer breitbasigen Haftfläche der Nebenschilddrüsen wurde die dorsale Fascienduplikatur nach Incision oberhalb des Niveaus der Nebenschilddrüsen mit Stieltupfern vom Parenchym abgeschoben, ohne Parenchym oder retrothyroidales Fettgewebe zu eröffnen. Während dieses Operationsschrittes erfolgte die umschriebene Darstellung des N. recurrens laryngis zwischen den Nebenschilddrüsen. Ein routinemässiges Neuromonitoring mit beidseitiger monopolarer Ableitung aus dem M. vocalis (Modell Neurosign, Fa. inomed) sicherte diesen Präparationsschritt zusätzlich ab [36]. Die dorsalen Kapselgefässe wurden möglichst erst nach Lokalisation des Nervenverlaufes angeklemmt und durchtrennt. Die Art. laryngica inferior wurde stets erhalten, um eine retrograde arterielle Versorgung des oberen Epithelkörperchens zu gewährleisten. Wenn nötig, kam ein deckengestütztes Operationsmikroskop (Fa. Möller-Wedel) zur besseren Visualisierung von oberen und unteren Kehlkopfnerven oder der Nebenschilddrüsen zum Einsatz [36–38]. Auf eine Elektrokoagulation oder grosslumige Saugrohre wurde verzichtet. Bis zur Identifikation des N. reccurens laryngis assistierten zwei Personen.

Diskussion

Die konservative Therapie der AIH ist durch erhebliche Risiken für den Patienten gekennzeichnet, die aus der kardialen Grunderkrankung, dem hyperthyreoten Stoffwechsel, Nebenwirkungen von Thyreostatika und Cortison sowie interkurrenten Erkrankungen resultieren. Die in der Literatur beschriebenen günstigen Ergebnisse lassen die operative Behandlung der AIH als Therapie der Wahl erscheinen. Unsere Beobachtungen an 2 Patienten stützen das rasche Abklingen einer Amiodaron-induzierten thyreotoxischen Krise binnen weniger Tage nach Thyreoidektomie. Die Zahl erfolgreich operierter Patienten belegt die Richtigkeit des chirurgischen Behandlungsprinzipes.

Perioperative Todesfälle nach chirurgischer Therapie einer AIH wurden bisher nicht berichtet. Allerdings ist der Schweregrad der AIH nicht für alle operierten Patienten bekannt. Die perioperative Letalität *aller* AIH-Fälle liegt unter Einbeziehung der von uns in der thyreotoxischen Krise operierten Patienten bei 1,2% und entspricht damit der Letalität elektiver Koronarchirurgie, deren Patienten ein ähnliches kardiales Risikoprofil aufweisen. Mehrere Autoren betonen, dass die durchgeführten Operationen lebensrettend waren. Insofern wäre die Mortalität im Gesamtkollektiv *ohne* Operation dramatisch höher ausgefallen, auch unter Berücksichtigung von späten Todesfällen [12, 39].

Da vor allem kardiale Komplikationen zu erwarten sind, ist ein ähnlicher perioperativer intensivmedizinischer und anästhesiologischer Aufwand wie bei koronarchirurgischen Patienten vorteilhaft [40]. Eine kardiochirurgische intensivmedizinische und anästhesiologische Ausrichtung könnte somit entscheidend zu den guten Ergebnissen der Chirurgie der AIH beigetragen haben. Betrachtet man die geringen Risiken von elektiven Thyreoidektomien, scheint eine prophylaktische Thyreoidektomie mit Manifestation einer Hyperthyreose unter Amiodaron gerechtfertigt, sowie das TSH basal supprimiert und das fT3 (oder T3) erhöht sind. Nur dieses Vorgehen kann die antiarrhythmische Weiterbehandlung mit Amiodaron gewährleisten und verhindert, dass die perioperative Mortalität und Letalität vermeidbar ansteigen.

Die geringe perioperative Komplikationsrate der in der Literatur berichteten Fälle spricht auch für erfahrene Operateure und Anästhesisten. Insoferm sollten derartige Eingriffe Zentren mit der nötigen halschirurgischen und kardioanästhesiologischen Erfahrung vorbehalten sein. Mehrfach wurde über die Ausführung von Thyreoidektomie bei AIH unter Lokalanästhesie berichtet [41, 42]. Das Risiko einer Myokarddepression oder von Reizleitungsstörungen ist jedoch bei den notwendigen Lokalanästhetikadosen erheblich. Wir schätzen das Risiko einer modernen Intubationsnarkose für die Schilddrüsenoperation als deutlich geringer als das einer Lokalanästhese ein.

In der thyreotoxischen Krise ist die totale Thyreoidektomie zu favorisieren, da jegliches Restgewebe den Abfall des Hormonplasmaspiegels unnötigt verlangsamt und ein Rezidivrisiko birgt. In weniger kritischen Situationen sind auch fast totale Resektionen vertretbar, falls hierfür Gründe vorliegen.

Beide überlebenden Patienten entwickelten postoperativ mässige Hypokalzämien, die passager substituiert werden mussten. Neben der erschwerten Identifizierbarkeit mit Verlust von Nebenschilddrüsengewebe dürfte die Ursache vor allem in einem «hungry bone syndrome» liegen, das für einen Postaggressionsstoffwechsel typisch ist [43, 44].

Der beobachtete perioperative Todesfall belegt das aus der kardialen Grunderkrankung resultierende deutlich erhöhte Operationsrisiko dieser Patientengruppe. Es lässt eine perioperative interdisziplinäre Betreuung durch den internistischen Intensivmediziner, den Anästhesisten und den Operateur fordern, die präoperativ auf der Intensivstation beginnt.

Für elektive Schilddrüseneingriffe ist die Euthyreose nach wie vor zwingend. Bei jodinduzierten Thyreotoxikosen und thyreotoxischen Krisen, die trotz intensiver konservativer Therapie nicht beherrschbar sind, sehen die Leitlinien der Fachgesellschaften [45] in begründeten Ausnahmefällen eine operative Behandlung im hyperthyreoten Zustand als erforderlich an.

Die Amiodaron-induzierten Hyperthyreosen lassen aufgrund ihres unkalkulierbaren Verlaufes eine frühzeitige Operation auch in der Hyperthyreose fordern. In den beobachteten Fällen wurden die Hyperthyreosen spät erkannt. Die thyreostatische Therapie konnte den krisenhaften Verlauf nicht verhindern. Die Indikation zur Operation sollte spätestens gestellt werden, wenn die fT3- und fT4-Werte bei supprimiertem TSH unter thyreostatischer Therapie steigen. Bis zu 10% der mit Amiodaron behandelten Patienten entwickeln eine Hyperthyreose. Die niedrigen Komplikationsraten elektiv ausgeführter Thyroidektomien sprechen dafür, die Indikationen zur prophylaktischen Operation grosszügig zu stellen.

Literatur

1 Wolff J, Chaikoff L: Plasma inorganic iodiode as a homeostatic regulator of thyroid function. J Biol Chem 1948;174:555–560.

2 Singh BN: Amiodarone: Historical development and pharmacologic profile. Am Heart J 1983;106:788–797.

3 Singh BN, Vaughan Williams EM: The effect of amiodarone, a novel anti-antiginal drug, on cardiac muscle. Br J Pharmacol 1970;39:657–667.

4 Wiersinga WM: Amiodarone and the thyroid; in Weetmann AP, Grossmann A (eds): Handbook of Experimental Pharmacology. Berlin, Springer, 1997, vol. 128, pp 225–287.

5 Rao RH, McCready VR, Spathis GS: Iodine kinetic studies during amiodarone treatment. J Clin Endocrinol Metab 1986;62:563–568.

6 Trip MD, Wiersinga W, Plomp TA: Incidence, predictability and pathogenesis of amiodarone-induced thyrotoxicosis and hypothyroidism. Am J Med 1991;91:507–511.

7 Martino E, Macchia E, Aghini-Lombardi F, Antonelli A, Lenziardi M, Concetti R: Is the humoral thyroid autoimmunity relevant in amiodarone iodine-induced thyrotoxicosis (AIIT)? Clin Endocrinol (Oxf) 1986;24:627–632.

8 Smyrk TC, Goellner JR, Brennan MD, Carney JA: Pathology of the thyroid in amiodarone-associated thyrotoxicosis. Am J Surg Pathol 1987;11:197–204.

9 Harjai KJ, Licata AA: Amiodarone induced hyperthyroidism. A case series and brief review of literature. Pacing Clin Electrophysiol 1996; 19:1549–1554.

10 Albert SG, Alves LE, Rose EP: Thyroid dysfunction during chronic amiodarone therapy. J Am Coll Cardiol 1987;9:175–183.

11 Harjai KJ, Licita AA: Effects of amiodarone on thyroid function. Ann Intern Med 1997;126: 63–73.

12 Georges JL, Normand JP, Lenormand ME, Schwob J: Life-threatening thyrotoxicosis induced by amiodarone in patients with benign heart disease. Eur Heart J 1992;13:129–132.

13 Leger AF, Massin JP, Laurent MF, Vincens M, Auriol M, Helal OB: Iodine-induced thyrotoxicosis: Analysis of eighty-five consecutive cases. Eur J Clin Invest 1984;14:449–454.

14 Martino E, Aghini-Lombardi F, Macchia E: Amiodarone-induced thyrotoxicosis. Ital J Med 1986;2:15–20.

15 Martino E, Aghini-Lombardi F, Mariotti S, Lenziardi M, Baschieri I, Bravermann LE: Treatment of amiodarone associated thyrotoxicosis by simultaneous administration of potassium perchlorate and methimazole. J Endocrinol Invest 1986;9:201–207.

16 Brousolle C, Ducottet X, Martin C, Barbier Y, Bornet H, Noel G: Rapid effectiveness of prednisone and thionamides combined therapy in severe amiodarone iodine-induced thyrotoxicosis. Comparison of two groups of patients with apparently normal thyroid glands. J Endocrinol Invest 1989;12:37–42.

17 Lee TC, Coffey JR, Currier BM, Ma XP, Canary JJ: Propranolol and thyroidectomy in treatment of thyrotoxicosis. Ann Surg 1982;195: 766–773.

18 Köbberling J, Hintze G, Becker HD: Iodine-induced thyrotoxicosis: A case for subtotal thyroidectomy in severely ill patients. Klin Wochenschr 1985;63:1–7.

19 Frilling A, Goretzki PE, Horster FA, Grussendorf M, Röher HD: Subtotal thyroid gland resection as therapy for thyrotoxic crisis. Dtsch Med Wochenschr 1990;115:735–739.

20 Singh BN, Nadamee K: Amiodarone and thyroid function: Clinical implications during antiarrhythmic therapy. Am Heart J 1983;6:857–869.

21 Brennan MD, van Heeren JA, Carney JA: Amiodarone-associated thyrotoxicosis (AAT): Experience with surgical management. Surgery 1987;102:1062–1067.

22 Farwell AP, Abend SL, Huang SK, Patwardhan NA, Bravermann LE: Thyroidectomy for the amiodarone-induced thyrotoxicosis. J Am Med Ass 1990;263:1526–1528.

23 Painpain I, Depuis JM, Victor J, Rohmer V, Ronceray J: Value of thyroidectomy in amiodarone-induced hyperthyroidism. Apropos of 3 cases. Arch Mal Coeur Vaiss 1996;89:445–449.

24 Meurisse M, Hamoir E, DaSilva M, Joris J, Hennen G: Amiodarone-induced thyrotoxicosis. Is there a place for surgery? World J Surg 1993;17:622–626.

25 Blossey HC, Peitsch W: 25 Indications for subtotal thyroidectomy in patients with amiodarone-(iodine-) induced hyperthyroidism. Wien Med Wochenschr 1988;138:444–447.

26 Hamoir E, Meurisse M, Defechereux T, Joris J, Vivario J, Hennen G: Surgical management of amiodarone-associated thyrotoxicosis: Too risky or too effective? World J Surg 1998;22:537–542.

27 Mulligan DC, McHenry CR, Kinney W, Esselstyn CB: Amiodarone-induced thyrotoxicosis: Clinical presentation and expanded indications for thyroidectomy. Surgery 1993;114: 114–119.

28 Wagner HE, Seiler C: Recurrent laryngeal nerve palsy after thyroid gland surgery. Br J Surg 1994;81:226–228.

29 Khadra M, Delbridge L, Reeve TS, Poole AG, Crummer P: Total thyroidectomy: Its role in the management of thyroid disease. Aust NZ J Surg 1992;62:91–95.

30 Al Suliman NN, Ryttov NF, Quist N, Blichert Toft M, Graversen HP: Experience in a specialist thyroid surgery unit: A demographic study, surgical complications and outcome. Eur J Surg 1997;163:13–20.

31 Bergamaschi R, Becouarn G, Ronceray J, Arnaud JP: Morbidity of thyroid surgery. Am J Surg 1998;176:71–75.

32 Khadra M, Delbridge L, Reeve TS, Poole AG, Crummer P: Total thyroidectomy: Its role in the management of thyroid disease. Aust NZ J Surg 1992;62:91–95.

33 Jatzko GR, Lisborg PH, Müller MG, Wette VM: Recurrent nerve palsy after thyroid operations – principal nerve identification and a literature review. Surgery 1994;115:139–144.

34 Jacobs JK, Aland JW, Ballinger JF: Total thyroidektomie. Ann Surg 1983;197:542–549.

35 Thompson NW, Olson WR, Hoffmann GL: The continuing development of the technique of thyroidektomy. Surgery 1973;73:913–927.

36 Kienast A, Richter C, Neumann HJ: Intraoperative neuromonitoring of the recurrent laryngeal nerve: Routine use in thyroid gland surgery. Langenbecks Arch Chir Suppl Kongressbd 1998;115:1058–1060.

37 Nielsen TR, Andreassen UK, Brown CL, Balle VH, Thomsen J: Microsurgical technique in thyroid surgery: A 10-year experience. J Laryngol Otol 1998;112:556–560.

38 Cavallaro G, Taranto G, Chiofalo MG, Cavallaro E: Usefulness of microsurgery to isolation of recurrent laryngeal nerve and parathyroid during thyroidectomy operations. Microsurgery 1998;18:460–461.

39 Georges JL, Normand JP, Lenormand ME, Schwob J: Life-threatening thyrotoxicosis induced by amiodarone in patients with benign heart disease. Eur Heart J 1992;13:129–132.

40 Koblin DD, Romanoff ME, Martin DE, Hensley FA, Larach DR, Stauffer RA, Luch JC: Anesthetic management of the parturient receiving amiodarone. Anesthesiology 1987;66: 551–553.

41 Mehra A, Widerhorn J, Lopresti J, Rahimtoola SH: Amiodarone-induced hyperthyroidism: Thyroidectomy under local anaesthesia. Am Heart J 1991;122:1160–1161.

42 Klein SM, Greengrass RA, Knudsen N, Leight G, Warner DS: Regional anesthesia for thyroidectomy in two patients with amiodarone-induced hyperthyroidism. Anesth Analg 1997; 85:222–224.

43 See ACH, Soo KC: Hypocalcaemia following thyroidectomy for thyrotoxicosis. Br J Surg 1997;84:95–97.

44 Michie W, Stowers JM, Duncan T, Pegg CAS, Hamer Hodges DW, Hems G, Bewsher PD, Hedley AJ: Mechanism of hypocalcaemia after thyroidectomy for thyrotoxicosis. Lancet 1971; i:508–514.

45 Dralle H, Hartel W: Leitlinien zur Therapie der benignen Struma. Beilage zu den Mitteilungen der Deutschen Gesellschaft für Chirurgie 1998; 3.

46 Guyétant S, Rousselet MC, Wion Barbot N, Bigorgne JC, Victor J, Dupré F, Saint André JP: Hyperthyroidism induced by amiodarone and hyperthyroidism induced by iodine. Histologic, immunohistochemical and ultrastructural aspects. Ann Pathol 1995;15:431–437.

Oto-Rhino-Laryngologia NOVA

Otorhinolaryngol Nova 1999;9:155–159

Effect of Diode Laser on Mucosal Swelling of Outpatients with Perennial Allergic Rhinitis

A Preliminary Report

Jiro Nishimoto Hirobumi Kumazawa Tadami Kumazawa
Toshio Yamashita

Department of Otolaryngology, Kansai Medical University, Osaka, Japan

Key Words
Allergic rhinitis · Diode laser surgery · Nasal endoscope

Abstract
Objective/Hypothesis: This study was undertaken to determine the efficacy of a new treatment system with a high power diode laser and rigid nasal endoscopic device on patients with perennial allergic rhinitis at an outpatient clinic. ***Study Design:*** A pilot study involving 30 patients with perennial allergic rhinitis refractory to conventional treatment was performed. ***Method:*** A high power diode laser and rigid nasal endoscopic device were used. The high power diode laser with an 805 nm-wavelength has been applied for laser surgery. The entire surface of the inferior turbinate until the posterior part was treated by a high power diode laser beam. To assist the laser surgery of the inferior turbinate, a specially designed nasal endoscope (Baerenbach nasalendoscope, Nisco), xenon light sources, and television monitors were used. The 4-mm 0° telescope which measured with 7 cm length was equipped with an infused cannula and hand grip in order to remove any smoke while performing the procedure. ***Results:*** 11 patients (36.7%) and 6 patients (20%) out of 30 patients obtained either excellent or good results at 1 month after laser surgery, respectively. Thereafter, the improvement rate increased to 43.3 with excellent and 23.3% with good results at 3 months, respectively. ***Conclusion:*** These findings suggest that a high power diode laser with a nasal rigid endoscopic device can be successfully utilized for the surgical treatment of perennial allergic rhinitis on an outpatient clinic.

Die Wirkung einer High-Power-Dioden-Laserbehandlung der Schleimhaut der unteren Nasenmuschel bei ambulanten Patienten mit perennialer allergischer Rhinitis
Ziel der Untersuchung was es, die Wirksamkeit eines neuen Behandlungssystems mit einem High-Power-Dioden-Laser kombiniert mit starrem Nasenendoskop bei ambulanten Patienten mit perennialer allergischer Rhinitis zu evaluieren. Diese Pilotstudie umfasste 30 Patienten mit perennialer allergischer Rhinitis, die auf eine konventionelle antiallergische Behandlung nicht angesprochen haben. Unter Verwendung des «High power diode»-Lasers (805 nm Wellenlänge), wurde die gesamte Oberfläche der unteren Muschel bis zu ihrem hinteren Ende gelasert. Dazu wurde ein speziell entwickeltes Nasenendoskop (Baerenbach-Nasenendoskop, NISCO) mit Xenon-Lichtquelle verwendet und der Eingriff auf einem Monitor kontrollierend verfolgt. Das 4-mm Telescop mit einer Länge von 7 cm war mit einem Absaugkanal ausgestattet, um störende Rauchentwicklung zu beseitigen. Bei 11 Patienten (36,7%) erbrachte diese Behandlung nach einem Monat ein ausgezeichnetes Resultat. Bei 6 Patienten (20%) ein gutes Ergebnis. Nach 3 Monaten waren die Beschwerden bei 43,3% der Patienten völlig verschwunden, 23,3% beschrieben eine ganz erhebliche Besserung. Aufgrund dieser Ergebnisse kann bei Patienten, bei denen eine konservative Behandlung der perennialen Rhinitis erfolglos ist, die High-Power-Diode-Lasertherapie unter Zuhilfenahme eine speziellen starren Nasenendoskopes als ambulanter zweiter Behandlungsschritt empfohlen werden.

KARGER

Fax + 41 61 306 12 34
E-Mail karger@karger.ch
www.karger.com

1014–8221/99/0094–0155$17.50/0

Accessible online at:
www.karger.com/journals/orn

Hirobumi Kumazawa
Kansai Medical University, Otokoyama Hospital
Izumi 19, Yahata City
Kyoto 614-8366 (Japan)
Tel. +81 75 983 0001, Fax +81 75 971 1082

Effet du laser diode sur la tuméfaction muqueuse de la rhinite allergique perannuelle chez les patients traités ambulatoirement

Objectifs/Hypothèse: Cette étude évalue l'efficacité d'un nouveau traitement combinant l'utilisation d'un laser diode de haute puissance et d'un système d'endoscopes rigides chez des patients souffrant d'une rhinite allergique perannuelle. ***Matériel et méthodes:*** Il s'agit d'une étude pilote chez 30 patients souffrant d'une rhinite allergique rebelle aux traitements conventionnels. Le rayon laser diode, d'une longueur d'onde de 805 nm et de forte puissance, est appliqué à l'entière surface du cornet inférieur. L'intervention est conduite sous contrôle endoscopique avec un système spécialement conçu à cet effet (Baerenbach endoscope nasal, NISCO), équipé d'une source lumineuse de Xénon et d'un système de télévision. L'endoscope (0 degree d'angle, 4 mm de diamètre, 7 cm de long) est équipé d'un système d'aspiration des fumées. ***Résultats:*** Un mois après l'opération, le résultat était excellent chez 11 patients (36,7%), bon chez 6 (20%). A 3 mois les résultats étaient même meilleurs, excellents dans 43,3% des cas, bons dans 23,3%. ***Conclusion:*** Ce travail indique qu'un laser diode de haute puissance utilisé sous contrôle endoscopique représente un traitement chirurgical efficace des rhinites allergiques perannuelles.

Introduction

Most patients with allergic rhinitis can be cured of their symptoms by antiallergic drugs and/or allergic desensitization. However, patients with perennial allergic rhinitis refractory to these conventional treatments may be indicated for such alternative treatments as an inferior turbinectomy [1], cryosurgery [2], electrocoagulation [3] of inferior turbinate, or laser surgery [4–6], because both the cost and time effectiveness should be considered when selecting alternative treatment strategies for allergic rhinitis.

The use of surgical lasers for the treatment of perennial allergic rhinitis has recently become widespread in Japan, since we first described our successful results using a carbon dioxide (CO_2) laser as a surgical treatment modality [4–6]. Furthermore, we also developed a new treatment system with a high power diode laser and right endoscopic device for the treatment of perennial allergic rhinitis with a surgical laser at outpatient basis. The high power diode laser with an 805 nm wavelength has been utilized for laser surgery over the live tissue, and thus has been proven to have an effective and safe hemostatic, cutting, coagulating and vaporizing effect [7–9]. However, the effect of high power diode laser treatment on perennial allergic rhinitis has yet to be elucidated.

The purpose of this study was to examine the effect of a high power diode laser on perennial allergic rhinitis. We herein report our preliminary results of a clinical trial using a new treatment system with a high power diode laser and rigid endoscopic instrument.

Materials and Methods

Patients

The study consisted of 30 patients with perennial allergic rhinitis caused by housedust. All patients were refractory to conventional treatment, excluding allergic desensitization. The allergen was diagnosed by a skin test, provocation tests of the nasal mucosa and the radioallergosorbency test (RAST). The patients were treated by a high power diode laser with a rigid endoscopic instrument between January 5, 1998 and September 31, 1998, and were then re-examined at 1 month and 3 months after laser surgery. Any patients with sinusitis, nasal polyps and severe septal deviation were excluded from this study. The subjective findings reported by the patients were classified as excellent (a complete relief of symptoms), good (an improvement in more than half of the symptoms), fair (an improvement in less than half of the symptoms) and no change (no change in the symptoms). Furthermore, we asked the patients to estimate the improvement rates of each symptom (sneezing, nasal discharge, nasal obstruction.

Laser Surgery

Laser surgery was performed under surface anesthesia as an outpatient procedure. To perform topical anesthesia and improve visualization, pieces of cottonoid pledgets soaked in 4% lidocaine and 1:100,000 epinephrine was inserted into the nasal cavity for 15 min. After removing the pledgets, the entire surface of the inferior turbinate until posterior part was vaporized by a high power diode laser beam (Osada Electric Co. Ltd, Tokyo, Japan) (fig. 1A, B). Two to 3 Watts of power on a continuous wave mode were used. The contact probe was gently directed at the tissue of the inferior turbinate. It took less than 20 min to perform laser surgery for both inferior turbinates.

To assist the laser surgery of the inferior turbinate, a specially designed nasal endoscope, a xenon light sources, and television monitors were used. The 4-mm 0° telescope which measured 7 cm in length was equipped with an infused cannula and hand grip in order to remove any smoke and to perform the procedure. Figure 2 shows a specially designed nasal endoscope (Baerenbach nasalendoscope, NISCO). The surgeon's view of the operating field for the procedure using handpieces for the diode laser and a specially designed endoscope was simultaneously visualized not only by the surgeons but also by the patients.

In general, each patient was treated once. It took less than 20 min to perform laser surgery on both inferior turbinates. The selected patients who complained of symptoms of allergic rhinitis after laser surgery were re-treated once with a diode laser after an interval of over 3 months.

Results

The rates of subjective improvement in the 30 patients with perennial allergic rhinitis are demonstrated in table 1. Eleven (36.7%) and 6 patients (20%) out of the 30

Table 1. Improvement rate of the subjective findings

Observation time	Number of patients (%)			
	excellent	good	fair	no change
1 month (n = 30)	11 (36.7)	6 (20)	8 (26.7)	5 (16.6)
3 months (n = 30)	13 (43.4)	7 (23.3)	7 (23.3)	3 (10)

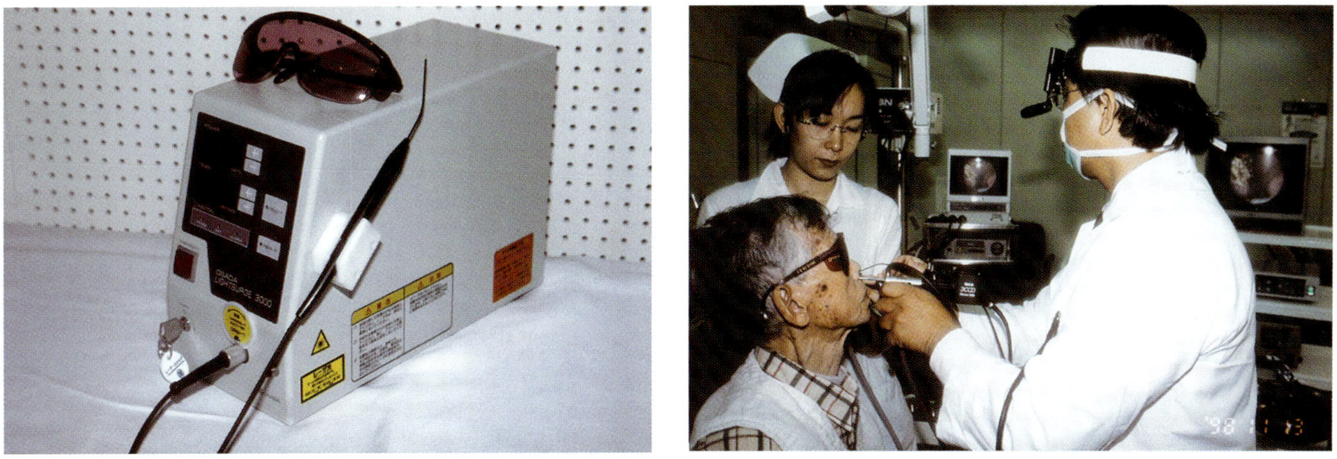

A B

Fig. 1. A Diode laser and contact probe of the diode laser. **B** Laser surgery with diode laser and nasal endoscope. Both surgeons and patients can observe the procedure during laser operation procedures at the outpatient clinic.

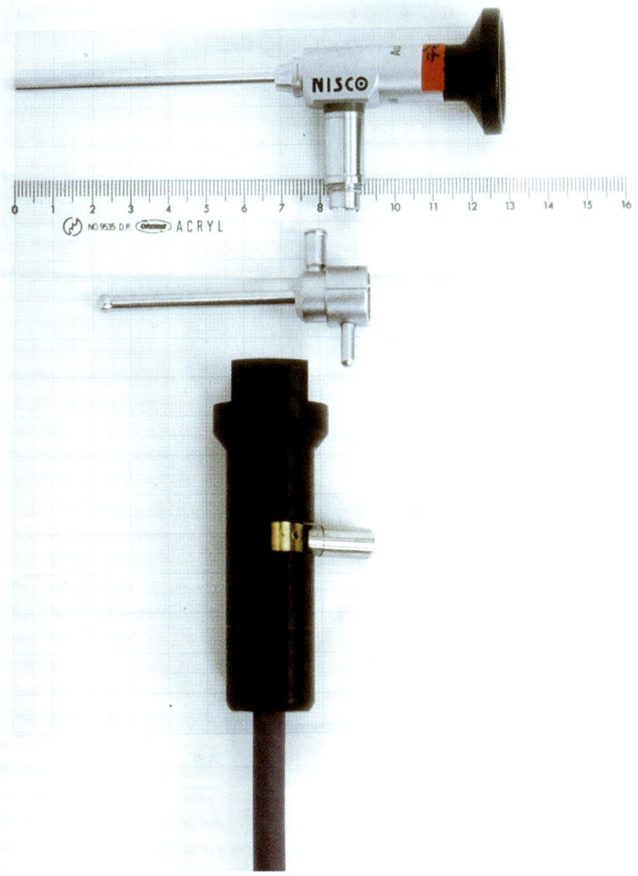

Fig. 2. Baerenbach nasalendoscope.

patients obtained excellent and good results at 1 month after laser surgery, respectively. The improvement rate increased to 43.4% excellent and 23.3% good results at 3 months, respectively. The effects of laser surgery on such symptoms as sneezing, nasal discharge and nasal obstruction at 1 month after treatment were 81.4, 85.7 and 83.4% respectively, when the excellent, good and fair results were all combined (table 2). No remarkable difference in the effects was observed among the three symptoms. Furthermore, the effects of laser surgery on each symptom at

Table 2. Improvement rate for each symptom

Observation		Number of patients (%)			
time	symptom (n)	excellent	good	fair	no change
1 month	Sneezing (27)	9 (33.4)	6 (22.2)	7 (25.9)	5 (18.6)
	Nasal discharge (28)	11 (39.3)	7 (25)	6 (21.4)	4 (14.3)
	Nasal obstruction (30)	11 (36.7)	6 (20)	8 (26.7)	5 (16.6)
3 months	Sneezing (27)	9 (33.4)	7 (25.9)	7 (25.9)	4 (14.8)
	Nasal discharge (25)	10 (35.7)	8 (28.6)	7 (25)	3 (10.7)
	Nasal obstruction (30)	16 (53.3)	8 (26.7)	4 (13.3)	2 (6.7)

Table 3. Patients undergoing diode laser retreatment

Case	Sex/Age	Clinical problems after initial laser	Effect of initial laser	Time of retreatment with second laser	Clinical outcome after second laser
1	F/56	nasal obstruction (2 m)[1]	fair	3 m after initial laser	no symptom
2	M/72	nasal discharge (1 m)	no change	3 m after initial laser	symptom continues
3	F/11	nasal obstruction (4 m)	good	4 m after initial laser	no symptom
4	M/12	nasal obstruction (4 m)	fair	4 m after initial laser	no symptom

[1] Months after undergoing initial laser treatment. m = Months.

3 months were increased. Especially, the improvement rate of nasal obstruction, in which the results were excellent (53.3%), good (26.7%), and fair (13.3%) results, were higher than results for the other two symptoms.

Four patients complained of symptoms after laser surgery, resulting in retreatment once with a diode laser at an interval of over 3 months after initial treatment (table 3). Three out of these 4 patients complained of nasal obstruction again after initial treatment. Another patient was retreated because of continuous nasal discharge. The nasal obstruction of 3 patients disappeared after the second laser surgery. However, one patient with nasal discharge after initial laser surgery, no effect was obtained after the second later surgery.

Discussion

Laser surgery for the treatment of allergic rhinitis is now an accepted treatment by otolaryngologists in Japan. The use of surgical lasers with CO_2 has most commonly been used for the treatment of perennial allergic rhinitis, and a positive effect (excellent and good results) has been observed in about 75% of patients [5, 6]. From our experience since 1983, we found that the allergic reactions of the inferior turbinate can be inhibited when the tissue is seared in the submucosa of the inferior turbinate after being vaporized by a CO_2 laser.

Both the high power diode laser as well as the low power diode laser can be used to treat living tissue, hemostatic, cutting, coagulating and vaporizing effect [7, 8]. Especially, a recent study of diode laser concerning turbinate surgery for idiopathic rhinitis has demonstrated the clinical effect of a high power diode laser on patients without any severe side effect [9].

In this preliminary study, we studied the effect of a diode laser on perennial allergic rhinitis, and thus obtained a 56.7 and 66.6% positive effect (excellent and good results) in our patients at 1 month and 3 months after laser surgery, respectively. These results obtained by single treatment with diode laser surgery are comparable to the results with CO_2 laser surgery which is performed once a week for a total of five times. The both specially designed nasal endoscopes offered excellent visual exposure of the inferior turbinate up until the posterior area. Since the nasal endoscope is short enough to look at the entire inferior turbinate without any manipulating difficulties, they allow not only surgeons but the also patients as well to get a good view of the operative laser procedure. The compact device for diode laser surgery is the same size as a slide projector. The diode laser surgery device and nasal endoscope cost about $26,000 and $3,500, respectively. The effectiveness of the above procedures may thus lead to more patients being treated as outpatients, since this procedure is quick and cost effective.

However, it has yet to be clarified regarding how long such patients will remain asymptomatic. Furthermore, we retreated 3 patients complaining of nasal obstruction and 1 patient with continuous nasal discharge. Two out of 3 patients with nasal obstruction were children under 12 years old. Manipulation of both the nasal endoscope and handpieces for the diode laser difficult, children may complain of pain and an uncomfortable feeling resulting in an inadequate initial treatment. In our previous report [5], one of the advantages in CO_2 laser surgery for children is the fact that the operation is painless. In this respect, further observations will be necessary to elucidate the optimal treatment regimen for children with nasal allergy undergoing diode laser therapy.

The effects of diode laser surgery on sneezing and nasal discharge at 3 months were relatively lower than the effect of diode laser surgery on nasal obstruction. In addition, the continuous nasal discharge of one patient in the retreatment group was not cured by two treatments with diode laser surgery. These findings indicate that different therapeutic strategies such as more intensive multiple laser surgery or a broader coagulation area extending from the inferior turbinate. In this respect, further studies are therefore called for in the future.

Conclusion

Based on our early experience, we consider high power diode laser treatment with a nasal rigid endoscopic device appears to be a safe and effective treatment for perennial allergic rhinitis on an outpatient basis.

References

1 Goode RL: Surgery of the turbinate. J Otolaryngol 1978;7:262–268.
2 Puhakka H, Rantanen T: Cryotherapy as a method of treatment in allergic and vasomotor rhinitis. J Laryngol Otol 1977;91:535–539.
3 Warwick-Brown NP, Marks NJ: Turbinate surgery: How effective is it? A long-term assessment. ORL 1987;49:314–320.
4 Sudo N, Yamashita T, Kumazawa H, et al: Laser Operation for Allergic Rhinitis (in Japanese). Practica Otologica 1983;76:869–875.
5 Fukutake T, Yamashita T, Kumazawa T, et al: Laser Surgery for Allergic Rhinitis. Arch Otolaryngol Head Neck Surg 1986;112:1280–1282.
6 Kawamura S, Fukutake T, Yamashita T, et al: Subjective Results of Laser Surgery of for Allergic Rhinitis. Acta Otolaryngol (Stockh) 1993; 500(suppl):109–112.
7 Azzolini C, Gobbi P, Brancato R: New Semiconductor Laser for Vitreoretinal Surgery. Laser Surg Med 1996;19:177–183.
8 Lauto A, Trickett R, Malik R: Laser-activated solid protein bands for peripheral nerve repair: An in vivo study. Laser Surg Med 1997;21: 134–141.
9 Min G, Kim H, Yun Y: Contact laser turbinate surgery for treatment of idiopathic rhinitis. Clin Otolaryngol 1996;21:533–536.

Oto·Rhino·Laryngologia NOVA

Otorhinolaryngol Nova 1999;9:160–163

Bilaterale chronische Parotitis bei unerkanntem Münchhausen-Syndrom

Ein nicht ganz gewöhnlicher Fall

E. Biermann K.-D. Schultz C. Morgenstern

Klinik für Hals-Nasen-Ohrenheilkunde, Kopf- und Halschirurgie, Allgemeines Krankenhaus St. Georg, Hamburg, Deutschland

Zusammenfassung

Es wird ein über 8 Jahre verkanntes Münchhausen-Syndrom mit fast letalem Ausgang beschrieben, bei dem eine chronische Parotitis mit Abszedierung durch Autoinjektionen unterhalten wurde. Die Patientin wurde beidseitig parotidektomiert. Die Gründe für die Fehldiagnose werden diskutiert.

Key Words

Münchhausen syndrome · Autoinjections · Parotidectomy · Personality disorders

Bilateral Chronic Parotitis in Unrecognized Munchhausen's Syndrome

A case of Münchhausen syndrome is reported, that was not recognized for 8 years. Bilateral chronic parotitis was evoked by autoinjections. The patient underwent bilateral parotidectomy. Life-threatening complications occurred. The reasons for the delayed diagnosis are discussed.

Parotide chronique bilatérale comme manifestation d'un syndrome de Münchhausen

Ce travail rapporte un cas de syndrome de Münchhausen dont le diagnostic a été ignoré pendant environ 8 ans. Il s'est présenté comme une parotidite chronique bilatérale, en fait induite par des autoinjections. Une parotidite bilatérale a été réalisée. De graves complications sont survenues. Les raisons pour lesquelles le diagnostic n'a été posé qu'après un long délai sont discutées.

Einleitung

Seit der Namensgebung durch Asher 1951 [1] wurden das Münchhausen-Syndrom und seine Varianten in über 1500 Publikationen beschrieben. Weitgehend synonym werden die Begriffe Munchhausen('s) syndrome, Asher-Chapman syndrome, illness induction syndrome, simulated illness syndrome, factitious disease, artificial disease, pseudo sickness, hospital tourism, mania operativa oder pseudologia phantastica gebraucht. Das Münchhausen-Syndrom ist das bewusste Vortäuschen oder Auslösen einer körperlichen oder seelischen Störung. Sichtbare Symptome werden durch Selbst- oder Fremdmanipulationen wie Einbringen von Fremdkörpern, Autoinokulationen wie Einbringen von Fremdkörpern, Autoinokulationen oder Autoinjektionen erzeugt. Eine häufig beschriebene Variante stellt das Munchausen by proxy-syndrome (Synonym Meadow's syndrome [2]) dar, welches Manipulationen an Kindern bis hin zur Misshandlung umschreibt.

In der Regel sucht der Patient den sekundären Krankheitsgewinn. Dieses bleibt lange verborgen und wird oft erst retrospektiv, nach psychiatrischer Exploration, offensichtlich. Initial erscheint eine Autoaggression sinnlos, weswegen sie nicht in Betracht gezogen wird. Persönlichkeitsstörungen sind häufig. Nicht selten wird ein Münchhausen-Syndrom im Gefolge eines Umfeld- oder Beziehungskonfliktes manifest. Dieser Vorgang erfolgt bewusst, was das Münchhausen-Syndrom von konversionsneurotischen, hypochondrischen oder psychosomatischen

KARGER

Fax + 41 61 306 12 34
E-Mail karger@karger.ch
www.karger.com

1014–8221/99/0094–0160$17.50/0

Accessible online at:
www.karger.com/journals/orn

Dr. med. Eckhardt Biermann
Lohmühlenstrasse 5
D–20099 Hamburg (Germany)

Erkrankungen abgrenzt. Die Motive der Lüge können aber auch okkult bleiben [3, 5].

Die Schwierigkeit der Diagnosestellung steigt mit der medizinischen Vorbildung des Patienten. Anamnese und Klinik können schulmässig imponieren. Die Störung scheint therapierefraktär oder eskaliert parallel zur Intensität der ergriffenen Massnahmen. Häufige Operationen und Klinikaufenthalte sind typisch. Nach definitiven oder ablativen Prozeduren kann eine prompte Symptomverlagerung oder -variation eintreten. Auf Konfrontation mit der Verdachtsdiagnose reagieren die Patienten meist mit Flucht.

Das «chirurgische» Münchhausen-Syndrom kann zur Verstümmelung führen. Münchhausen-Patienten tolerieren ablative Eingriffe wie Extremitätenamputationen [6], Nephrektomien [7] oder beidseitige Mastektomien [8]. Weitaus häufiger dürften weniger spektakuläre, jedoch repetitive operative Prozeduren wie wiederholte Gesichtsplastiken [9], handchirurgische [10] und gynäkologische [11] Operationen durch ein Münchhausen-Syndrom initiert sein. Der typische «chirurgische» Münchhausen-Patient weist zahlreiche Narben vor.

Münchhausen-Syndrome in der HNO-Heilkunde gelten als selten [12]. Operative Prozeduren aufgrund eines Münchhausen-Syndromes wurden bisher nur vereinzelt berichtet, jedoch mehrere Fälle von Autoinokulationen und Injektionen.

Im von uns beobachteten Fall unterhielten wiederholte Selbstinjektionen von Luft-Flüssigkeitsgemischen das klinische Bild einer beidseitigen chronischen Parotitis mit Abszedierung. Bei scheinbar lehrbuchhaftem Verlauf der Erkrankung und Übereinstimmung von klinischen und objektiven Befunden schien die Behandlungstaktik prospektiv nicht vermeidbar.

Kasuistik

Patientin S.M., geboren 26.6.57, Rechtshänderin, Adipositas permagna (Body mass Index 59 kg/m^2). Mit Ehemann, 4 Kindern sowie 1 Enkelkind in einem Behelfsheim im Wald wohnend. 1 Kind behindert.

In der Vorgeschichte Gasbrand des linken Armes sowie des rechten Unterarmes (nach Angaben der Patientin und des Hausarztes) mit hypertrophen Narben auf der Radialfläche des linken Unterarmes, der ventralen und lateralen Fläche des linken Oberarmes, auf dem linken Acromion sowie auf der Volarfläche des rechten Unterarmes.

Anfang 1991 erstmalig Schmerzen und flüchtige Schwellungen in der Regio parotidea rechts (nach Mitteilung des vorbehandelnden Hals-Nasen-Ohrenarztes). Daraufhin Bestrahlung mit 27 Gy.

Im November 1991 Überweisung in unserer Klinik. Der Lokalbefund zeigt eine Rötung der Haut der rechten Regio parotidea. Eine wesentliche Schwellung ist bei Adipositas permagna nicht feststellbar. Ausgeprägter Druckschmerz präauriculär. Parotisparenchym sonographisch rarefiziert. BSG normal. Daraufhin mehrere antibiotische Therapiezyklen, jeweils mit kurzfristiger subjektiver und objektiver Besserung. Unter der Diagnose einer chronischen Parotitis, nach Konsultation des Hausarztes und des vorbehandelnden Hals-Nasen-Ohrenarztes, totale Parotidektomie rechts im Dezember 1996. Eingriff und Nachbehandlung gestalten sich komplikationslos. Die Patientin ist postoperativ beschwerdefrei. Das histologische Bild ist mit einer fibrosierenden, chronisch rezidivierenden Parotitis vereinbar.

Vier Monate später ambulante Vorstellung wegen Missempfindungen im Operationsgebiet. Klinischer Befund regelrecht, insbesondere kein Freysches Syndrom. Bis zum Frühjahr 1996 zahlreiche Wiedervorstellungen, keine klinischen oder serologischen Auffälligkeiten. Nun aber Angabe intermittierender linksseitiger periaurikulärer Schmerzen.

Im Juni 1996 deutliche Mundöffnungsbehinderung links und 7 cm durchmessende präaurikuläre Schwellung und Rötung mit erheblicher Druckdolenz. Parotis sonographisch hyperreflektorisch, kein Aufstau, keine Konkremente. Blutsenkungsgeschwindigkeit 42/32 mm. Body mass Index 65 kg/m^2. Antibiotische Behandlung über Subclaviakatheter. Trotz anästhesiologischer Bedenken wird die totale Parotidektomie links im September 1996 durchgeführt. Postoperative tritt eine erhebliche ödematöse Schwellung und Rötung des Operationsgebietes auf, unter intravenöser Antibiotikagabe innerhalb von 3 Wochen rückläufig. Entlassung mit residualer Schmerzsymptomatik.

Wiederaufnahme 1 Monat später mit monströser, hochroter und dolenter Schwellung der linken Gesichtshälfte. In mehreren Punktaten Nachweis koagulasenegativer Staphylokokken. Daraufhin diverse antibiotische Regime, schliesslich Dreifachkombination über Subclaviakatheter. BSG anfangs 63/49 mm.

Nächste stationäre Aufnahme im Januar 1997 wegen identischer Symptomatik. Die Patientin trägt beidseitige Hörgeräte. BERA, TOAE normal. Erneute intravenöse Antibiotikatherapie.

Im Juli 1997 erneute Aufnahme, diesmal Nachweis von *Staphylococcus aureus* im Wangenpunktat. BSG 55/43 mm, Immunstatus laborchemisch normal. Intravenöse Antibiotikatherapie.

Im Oktober 1997 wiederum klinische Symptomatik. CRP und BSG grenzwertig erhöht. Da computertomographisch Parotisrestgewebe medial des Ramus mandibulae möglich scheint, wird der Entschluss zur Reoperation gefasst. Histologisch Nachweis einer granulierenden und granulomatösen Entzündungsreaktion neben einer grossflächigen Fibrose mit spärlichem, fibrosierten Speicheldrüsengewebe. Postoperative perkutane Strahlentherapie der linken Regio parotidea mit 20 Gy.

3 Wochen nach Bestrahlungsende Eskalation der klinischen Symptomatik. Kein Fieber, BSG 72/56 mm. Im Computertomogramm 7 × 6 × 4 cm messende Raumforderung perimandibulär und retromaxillär mit wenigen Gaseinschlüssen, als Abszess gedeutet. Operative Drainage mit breiter Eröffnung des Parapharyngealraumes, aus dem sich schaumiges Sekret, jedoch kein Eiter entleert. Zusätzlich papillennahe Unterbindung des Stenon'schen Ganges. Alle intraoperativen Abstriche sind steril. Histologisch imponiert eine fibrosierende Entzündungsreaktion. Einleitung einer kontinuierlichen antibiotischen Abschirmung, initial intravenös. Offene Wundbehandlung, Entlassung nach 8 Wochen.

Nächste Aufnahme im Januar 1998 mit erneuter Rötung und Schwellung von Wange und Lidern. Im Computertomogramm weichgewebliche Verdichtung in der linken Parotisloge sowie ausgedehnte, kleinblasige Gasansammlungen bis vor den M. longus colli. Unter dem Verdacht einer gasbildenden Infektion Ausräumung der oberen Halsgefässscheide unter Resektion des N. facialis, der nicht mehr präparierbar ist. Kein freier Eiter. Breite offene Wundbehandlung. Im Abstrich multiresistenter *S. aureus* (MRSA), Isolierung der Patientin in einem Einzelzimmer. Nach 2 Tagen Kathetersepsis durch Enterokokkus faecalis. Wechsel des Venenkatheters.

Es kommt erstmalig der Verdacht auf Selbstmanipulationen auf. Nach 2 Tagen Eskalation von Schmerzen und Schwellung, erneut septische Temperaturen, dramatischer CRP-Anstieg. Im Computertomogramm ist Gas bis in das Mediastinum nachweisbar. Kollare Mediastinotomie und Einlage von Dauerspüldrainagen. Patientin muss Stoffschutzhandschuhe tragen. Langsamer Rückgang der Symptomatik innerhalb von 10 Wochen. Erste Beurlaubung im März 98 nach 12wöchiger Hospitalisierung. Die Patientin kehrt mit einer Lidschwellung aus dem Wochenendurlaub zurück, was den Verdacht auf ein Münchhausen-Syndrom verstärkt.

3 Tage später wird die Patientin bewusstlos und blutüberströmt in ihrem Zimmer aufgefunden, neben ihr eine 10-ml Spritze mit Blutresten sowie eine Injektionskanüle liegend. Verlegung auf die Intensivstation unter dem Bild einer zerebralen Luftembolie mit rechtshirniger Halbseitensymptomatik. Zerebrale Restitution innerhalb von 72 Stunden. Bei einer Befragung noch auf der Intensivstation gibt die Patientin jahrelange Selbstinjektionen von kontaminierten Flüssigkeiten und Luft in die Halsweichteile zu. Sie wird in eine psychiatrische Klinik verlegt, die sie nach wenigen Tagen verlässt.

Psychiatrisches Urteil: Chronifiziertes Münchhausen-Syndrom bei infantilen Persönlichkeitszügen. Unklare Konfliktbeladung.

Diskussion

Die Diagnose eines Münchhausen-Syndromes muss bei jeder Patientenkarriere, die mit von Art, Intensität oder Dauer ungewöhnlichen Beschwerden einhergeht, in Betracht gezogen werden. Repetitive operative oder diagnostische Prozeduren sowie wiederholtes Therapieversagen sind wegweisend. Die Diagnose wird gestützt, wenn klinische und objektive Befunde Diskrepanzen aufweisen. Die Abgrenzung zu psychosomatischen und konversionsneurotischen Störungen kann schwierig sein, solange Persönlichkeitsstruktur und Sozialbezüge des Patienten unbekannt sind. Unsicherheit und Angst sprechen gegen ein Münchhausen-Syndrom. Der Münchhausen-Patient sucht den Arzt und verlangt nach ärztlichem Handeln, der Neurotiker und psychosomatisch Kranke ängstigt sich vor Allem und vermeidet zu engen Kontakt mit der Medizin. Psychodynamisch werden dem Münchhausen-Typus Tendenzen zur Selbstmisshandlung und pathologische Körpersymptomatiken zugeschrieben. Dissoziale Entwicklungen bis hin zur sozialen Entwurzelung oder Beziehungsabbrüche sind prädisponierend.

Der von uns verkannte Fall hätte sich zwanglos in dieses Raster einordnen lassen. Das körperliche Erscheinungsbild der Patientin war bizarr. Die Narben, überwiegend in von der rechten Hand gut erreichbaren Körperrealen, waren unübersehbar. Die Patientin demonstrierte diese Narben gerne.

Warum wurde die Diagnose trotzdem nicht gestellt?

Die chronische Parotitis gilt als crux medicorum. Beschwerden und Befund divergieren häufig. Die Ätiologie ist unklar. Die Diagnose muss klinisch gestellt werden. Primäres Therapieversagen ist nicht selten, sekundär können schmerzhafte Reinnervationsphänomene dominieren. Die Patientin dagegen bot ein klinisches Substrat für ihre Beschwerden, das sich auch in objektiven Befunden abbildete, was für ein Münchhausen-Syndrom untypisch ist. Die bildgebenden Verfahren sprachen nicht gegen eine chronische Parotitis oder eine Infektion. Auch sind gasbildende Infektionen des Halses Raritäten, so dass Erfahrungswerte bei der Beurteilung der CT-Befunde fehlten. Die Entzündungsparameter reagierten zwar beanstandet träge, aber wie soll die Auswirkung einer lokalen Infektion auf einen 165 kg schweren Organismus abgeschätzt werden? Auch schienen intraoperativ übersehenes Parotisgewebe und das Schwelen einer Fettgewebsinfektion bei der extremen Adipositas plausibel, so dass andere Ätiologien verworfen wurden. Patientinnenpersönlichkeit und soziales Umfeld waren hochgradig auffällig, was zweifelsfrei zu spät erkannt wurde. Die Patientin konnte lesen und schreiben und vertrieb sich die Zeit mit Fernsehen und einfachen Kreuzworträtseln (die dann auf der Visite komplettiert wurden). Sie war hilfsbereit, manchmal fröhlich und kannte jeden Winkel der Station. Das Kommunikationsbedürfnis wurde vom Pflegepersonal auf die lange Hospitalisierung zurückgeführt. Ärztliche Fragen nach ihrem Befinden wurden dagegen knapp beantwortet. Hakte man nach, folgten wenige Einsilber oder Weinen und der Hinweis auf die Schmerzen. Ihre familiären Situation und ihre Lebensumstände hielt sie über Jahre verdeckt. Lediglich Ehemann und jüngste Tochter hatten anfangs Zutritt zur Krankenstation. Die Krankheit auf ihrer Krankenstation in ihrem Krankenzimmer wurde zum dominanten Lebensstil.

Die Einbeziehung von Hausarzt und vorbehandelndem Hals-Nasen-Ohrenarzt in unsere Entscheidungen erfolgte früh. Auch diesen waren wesentliche Wesens- und Lebensmerkmale der Patientin verborgen geblieben, insbesondere die als perpektivlos erlebte Existenz. Würdigt man diese retrospektiven Erkenntnisse, ermöglichte die Krankheit die Flucht aus einer als unerträglich empfundenen Lebenssituation. Die Polyphagie mutet als weitere Variante der Selbstmisshandlung an.

Der Ursprung der Idee zur Autoinokulation blieb unklar. Auch die angebliche beidarmige (!) Gasbranderkrankung dürfte artefiziell entstanden sein. Das benötigte Wissen war gering, vermutlich en passant, möglicherweise auch aus populärmedizinischen Darstellungen aquiriert.

Dieser Fall widerlegt, dass das Vortäuschen komplexer artefizieller Krankheitsbilder einer medizinischer Vorbildung des Münchhausen-Patienten bedarf. Er fordert auf, die Lebensumstände des Patienten zu hinterfragen und nach Persönlichkeitsstörungen zu forschen, was in somatisch orientierten Fächern leicht vernachlässigt wird. Die in über 1500 Publikationen belegte, oft engagierte Auseinandersetzung mit dem Münchhausen-Syndrom lässt eine beachtliche Dunkelziffer fehlindizierter operativer Eingriffe erahnen, die es zu vermeiden gilt [9, 13]. Der richtige Arzt für diese Patienten ist nicht der Chirurg oder Apparatemediziner sondern der Psychiater.

References

1 Asher R: Munchausen's syndrome. Lancet 1951;i:339–341.
2 Meadows R: Munchausen syndrome by proxy: The hinterland of child abuse. Lancet 1977;ii: 343–345.
3 Bhugra D: Psychiatric Munchausen's syndrome. Literature review with case reports. Acta Psychiatr Scand 1988;77:497–503.
4 Cremona Barbaro A: The Munchausen syndrome and its symbolic significance: An indepth case analysis. Br J Psychiat 1987;151: 76–79.
5 Cramer B, Gershberg MR, Stern M: Munchausen syndrome. Its relationship to malingering, hysteria and the physician-patient relationship. Arch Gen Psychiat 1971;24:573–578.
6 Hunter GA, Kennard AB: Mania operativa: An uncommon, unrecognized cause of limb amputation. Can J Surg 1982;25:92–93.
7 Schmidt F, Strutz F, Quellhorst E, Müller GA: Nephrectomy and solitary kidney biopsy in a patient with Munchausen's syndrome. Nephrol Dial Transplant 1996;11:890–892.
8 Grenga TE, Dowden RV: Munchausen's syndrome and prophylactic mastectomy. Plast Reconstr Surg 1987;80:119–120.
9 Mahler D, Ginath Y: The Munchausen syndrome in aesthetic surgery of the nose: The patient's problem or the surgeon's problem? Ann Plast Surg 1982;8:258–262.
10 Wallace PF, Fitzmorris CF: The S-H-A-F-T syndrome in the upper extremity. J Hand Surg (Am) 1978;3:492–494.
11 Bergant A, Lechner W, Schröcksnadel H, Dapunt O: 'Hospital tourism'. Case Report of Munchausen syndrome. Geburtsh Frauenheilkd 1992;52:307–309.
12 Zohar Y, Avidan G, Shvili Y, Laurian N: Otolaryngologic cases of munchausen's syndrome. Laryngoscope 1987;92:201–203.
13 Wright MR: Surgical addiction. A complication of modern surgery? Arch Otolaryngol Head Neck Surg 1986;112:870–872.

Author Index Vol. 9, No. 3–4, 1999

Oto-Rhino-Laryngologia NOVA

Subject Index Vol. 9, No. 3–4, 1999

KARGER
Fax + 41 61 306 12 34
E-Mail karger@karger.ch
www.karger.com

Accessible online at:
www.karger.com/journals/orn

Multidisciplinary approach to the etiology and therapy of vestibular disorders

Vestibular Dysfunction and Its Therapy

Editor: U. Büttner

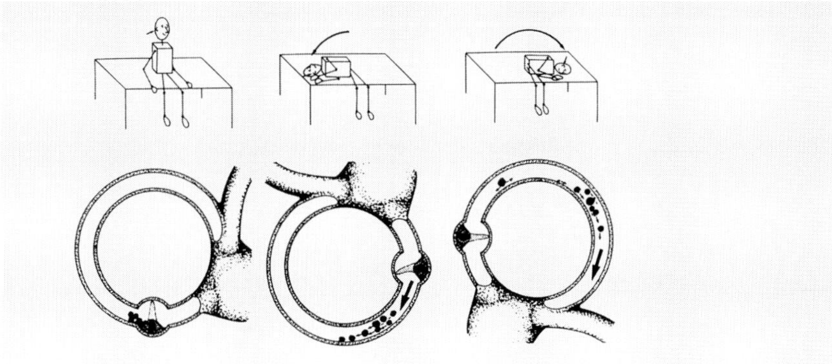

Contents

Vertigo or dizziness (including involuntary eye movements causing oscillopsia and impaired vision) is one of the most frequent complaints of patients visiting a doctor. In spite of increasing knowledge on the neuroanatomy, neurophysiology and neuropharmacology of the underlying mechanisms, therapy is often not satisfactory and further research efforts are still required.
The book provides the first comprehensive, multidisciplinary approach to the topic for all involved in the diagnosis and therapy: physicians (neurologists, otorhinolaryngologists, ophthalmologists), physical therapists and orthoptic assistants. A comprehensive review of basic mechanisms, as well as the clinical picture and its therapy are given. It also is valuable for scientists in basic research who want to relate oculomotor, vestibular and neuropharmacological results to their findings.
Topics covered are: anatomy, neurophysiology and neurotransmitters relevant for the generation of eye movements in the vestibular nuclei and other brainstem areas including the cerebellum; peripheral vestibular disorders and their therapy; a complete overview on vestibular compensation, which forms the basis for therapy in vestibular neuritis; the now well understood mechanisms of benign paroxysmal positional vertigo (BPPV) and its effective therapy; pathophysiology and therapeutical principles in Menière's disease; latest information on treatment for involuntary eye movements of central origin.

Advances in Oto-Rhino-Laryngology, Vol. 55
Series Editor: Arnold, W. (München)
ISSN 0065–3071

Vestibular Dysfunction and Its Therapy
Editor: Büttner, U. (München)
VIII + 248 p., 28 fig., 3 in color, 10 tab., hard cover, 1998
CHF 249.– / DEM 298.– / USD 216.50
Prices subject to change
DEM price for Germany, USD price for USA only
ISBN 3–8055–6702–2

Fields of Interest: Otorhinolaryngology; Neurology, Neurobiology; Ophthalmology, Pharmacology

KI 98468

KARGER